JN074724

The Album for Speech-Language-Hearing Therapists with Excellent Prospects for the Future

言語聴覚士の

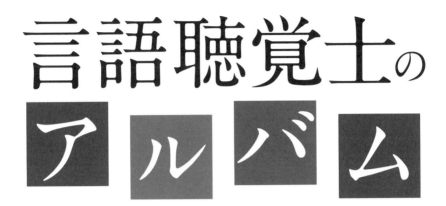

アルバム

原点と未来を見つめて

編集 東京都言語聴覚士会

HUMAN PRESS

【言語聴覚士の表記について】

「言語聴覚士」は、本書にも書かれておりますように、1997年の言語聴覚士法の制定により定められた名称です。したがいまして、本書ではそれ以降の職名の表記は「言語聴覚士」、あるいは執筆者の意向によって一般的に使われている略称である「ST」としております。また、言語聴覚士法制定以前の名称については、さまざまなものが使われてきましたので統一することができません。そこで、執筆者の原稿のまま表記することといたしました。この多くの名称が使われた事実も、われわれの歴史の一つです。

The Album for Speech-Language-Hearing Therapists with Excellent Prospects for the Future
(ISBN 978-4-908933-32-5　C3047)

Editor：Tokyo Speech-Language-Hearing Therapists Association

2021. 6. 19　1st ed

© Human Press, 2021
Printed and Bound in Japan

Human Press, Inc.

167-1 Kawakami-cho, Totsuka-ku, Yokohama, 244-0805, Japan
E-mail：info@human-press.jp

▶編集のことば

　われわれが言語聴覚士のこれまでと，この後に続く未来についての書籍をつくろう，つくらなければならないと思い至ったのは，2014年に東京都言語聴覚士会が主管をした第15回日本言語聴覚学会がきっかけでした。学会のテーマは「言語聴覚士とはなにか，あるべき姿を再考する」としました。まずは，なぜこのテーマを選んだのか，その理由を述べる必要があるでしょう。学会の準備を始めた時は，1997年に国家資格ができて15年を超え，有資格者の多くが第1回国家試験の後にこの仕事を選んだ20代，30代の若い人たちでした。彼らにどうしてこの職業を選んだのかと聞くと「国家資格があるから」と答え，書店には臨床のための日本語で書かれた教科書と教材が並ぶ時代に仕事を始めた世代でした。国家資格によって，身分が守られていることはよいのですが，このころから学会発表においてもマニュアルに従って臨床をしているようにしか思えない言語聴覚士が散見され，われわれは業界に対する危機感をもちました。このままではいけない，一度，言語聴覚士が全員で自分たちの実践を「再考」し，「どうあるべきなのか」をまとめてみる必要があるのではないかと思ったのです。

　われわれの領域は，国家資格ができた1997年に突然生まれたのではありません。黎明期から発展期へ続く歴史の中で，いろいろな事件や考え方の相違もあったことを広く知ってもらう必要があると感じました。そこで，元国立身体障害者リハビリテーションセンター学院長で，日本の言語聴覚士の養成に深く関わられた柴田貞雄先生に，「ST界の発展への思い」というタイトルで特別講演を依頼しました。学会の実行委員も舞台袖で拝聴し，大きなエールをいただき，「言語聴覚士になってよかった」と思うとともに，書籍として記録を残さなくてはならないと強く感じました。さらにその後，当会が一般社団法人化した2017年に特別講演として，元国際医療福祉大学教授の伊藤元信先生に「日本の言語聴覚障害学・言語聴覚士の過去・現在・未来について」を語っていただきました。お話を伺って，私自身はこの言語聴覚士の源流から生み出された大きな河の途中にいる第2世代なのだということを実感しました。この2つの講演を経て，われわれ東京都言語聴覚士会は，法人としての社会的責任を果たす意味でも，言語聴覚士がどうやって日本につくられたかの歴史を残していくことが責務

であると思うようになりました。そしてこの企画は，言語聴覚士一人ひとりにとっても，また日本の言語聴覚士界のためにも，たいへん意味のある仕事であるという気持ちを確信するに至りました。

　日ごろの職務の中で，一番大切なのは，もちろん目の前にいる障害のある方々の臨床です。しかしそれだけでは，われわれの領域の発展はありません。個人の仕事でとどまってしまいます。私の学生時代に恩師の先生方からよくいわれたのは「あなたたちは言語聴覚士という看板を背負っているのだ」ということです。そのように考えると，職能団体の一員として社会に貢献することも必要であり，自分たちの領域を正しく知り，考え，発信していくことも重要な仕事なのです。

　このような経過を経て 2019 年に東京都言語聴覚士会の中で委員会がつくられ，書籍化の企画が動き出しました。先に述べた，言語聴覚士の歴史とともに各領域のレジェンドの言語聴覚士に，これまでの振り返りと未来について書いていただきたいと思い，みなさんもご存知の大先輩たちにご協力を仰ぎました。高齢を理由にご執筆をお引き受けいただけなかった先生，残念なことにもうすでに鬼籍に入ってしまわれた先生も少なくないなか，このように後輩のためにひと肌脱いでくださった先生方の原稿がそろいました。数えてみると，われわれの領域と胸を張っていえるものが，失語症・認知症を含む高次脳機能障害，言語発達障害，聴覚障害，吃音，音声障害，構音障害，脳性麻痺に伴う言語障害，摂食嚥下障害など 9 領域もあり，改めて「深く広い」領域であると実感しました。

　本書の執筆者は，略歴に書かれているように，それぞれの領域で，みなさんが普段使っている評価方法・テストの開発と標準化，訓練方法の基礎を確立された方々です。加えて，医師，歯科医師，理学療法士，作業療法士，看護師，心理職，地域の福祉専門職，教師，行政職など，他の専門職との連携の道筋をつくられました。また，コミュニケーションはいわゆる狭い意味での言語のみではなく，言語以外の手段を使ったものにも目を向けなくてはいけないことを提示されました。さらに，コミュニケーション能力は言語聴覚療法室の中だけではなく，社会の中で活かされることこそ重要であるという考えから，患者や家族の支援，そして地域で彼らを支える人が必要であるというところまで，私たちの領域の活動を広げてくださいました。いずれにしても，言語聴覚士の仕事はサイエンスであり，そこには連続性と再現性が必要であるという立場を崩すことなく，突き進んで

こられました。企画・編集委員として，読者のみなさんより先にこれらの原稿を読ませていただきましたが，先達も日本語で書かれた教科書もさまざまな社会資源も国内にはない時に開拓された歴史，われわれの源流が明らかとなり，自分の来し方を振り返る思いでした。

　そんな願いと希望で作り上げた本書は，言語聴覚士として働くみなさんが第一の読者の対象です。まずは自分が主に担当している，あるいは興味のある領域の歴史を学んでみてください。そして，この長い歴史の中で自分がどのような立ち位置にいるのかを確かめてください。そのうえで，これからも続いていく，障害のある方々のために発展していかなければならないこの領域の未来に思いをはせ，自分がいま何をしなければならないのかを感じてもらいたいと思っています。本書のタイトルを「アルバム」としたのは，時系列の中にみなさんも属しているのだということをわかっていただきたかったこと，そして文章だけでなく写真もたくさん使って，視覚的にもイメージしていただきたかったことをねらいとしているので，気軽に手に取っていただければと思います。

　われわれ言語聴覚士の仕事は，ほんとうに素敵な職業です。個人的にも，多くの職業の中で選び，生活上のたくさんの壁をよけながら 30 年以上も続けてきてよかったと心から思っています。われわれの領域には，まだまだ掘り起こされていない問題もありますし，困っている人たちがたくさんいらっしゃるでしょう。われわれの仕事とわれわれを待っている人たちのためにも，明るい未来へバトンを正しく渡しましょう。

　最後に，執筆をご快諾くださった諸先生方，出版の相談にのっていただいたヒューマン・プレスの濱田亮宏さん，そして東京都言語聴覚士会の仲間たちに感謝を申し上げます。この本はみなさんの協力なしでは完成しなかったと思います。

　なお，本書籍の発刊にあたり，言語聴覚士の臨床研究の歴史に多大な貢献のある，言語臨床学術研究会からご寄付をいただきました。研究会に関しては特別寄稿としてご紹介いたしました。謹んで感謝申し上げます。

　2021 年 6 月吉日
　　　企画・編集代表として，西脇恵子　東川麻里　半田理恵子

言語聴覚士のアルバム～原点と未来を見つめて
目次

【執筆者一覧】

柴田貞雄
- ・最終学歴：順天堂大学医学部　米国 Wichita 州立大学言語障害学修士課程
- ・勤 務 先：東京大学医学部耳鼻咽喉科助手　国立聴力言語障害センター（附属聴能言語専門職員養成所を含む）言語課長（兼養成担当）　国立身体障害者リハビリテーションセンター学院長・病院長
- ・業　　績：ダイナミック・パラトグラフィー　運動障害性構音障害

藤田郁代
- ・最終学歴：広島大学文学部卒業　国立聴力言語障害センター聴能言語専門職員養成所卒業　医学博士（東京大学）
- ・勤 務 先：国立身体障害者リハビリテーションセンター　国際医療福祉大学言語聴覚学科教授　国際医療福祉大学大学院医療福祉学研究科教授
- ・業　　績：日本言語聴覚士協会初代会長　新版失語症構文検査（共著；千葉テストセンター）　失語症語彙検査（共著；エスコアール）　標準言語聴覚障害学シリーズ監修（医学書院）　失語症臨床ハンドブック（編；金剛出版）

綿森淑子
- ・最終学歴：米国ワシントン大学大学院言語病理学修士課程修了（M.A.；1971 年）　医学博士（東京大学；1982 年）
- ・勤 務 先：広島県立保健福祉短期大学言語聴覚療法学科学科長・広島県立保健福祉大学コミュニケーション障害学科学科長（1995 〜 2003 年）　広島県立保健福祉大学名誉教授
- ・業　　績：実用コミュニケーション能力検査—CADL 検査（共著；千葉テストセンター）　日本版リバーミード行動記憶検査—日本版 RBMT（共著；千葉テストセンター）、純粋失読—書けるのに読めない（監修；三輪書店）

鈴木　勉
- ・最終学歴：国立聴力言語障害センター附属聴能言語専門職員養成所終了（1973 年）
- ・勤 務 先：特定非営利活動法人東京ソテリア地域活動支援センターはるえ野
- ・業　　績：失語症訓練の考え方と実際（編・共著；三輪書店）　失語症の訓練教材第 2 版（編・共著；三輪書店）

小寺富子
- ・最終学歴：東京大学医学部衛生看護学科（現健康総合科学科）卒業
- ・勤 務 先：旧国立聴力言語障害センター（1979 年移行）　旧国立身体障害者リハビリテーションセンター（現国立障害者リハビリテーションセンター；1964 〜 2001 年）　帝京平成大学（2002 〜 2011 年）
- ・業　　績：言語発達遅滞児に対する治療訓練的アプローチ．日本職能言語士協会会報 3：2-5，1976（共著）　国リハ式〈S-S 法〉言語発達遅滞検査検査マニュア

ル改訂第 4 版（編・共著；エスコアール）　言語発達遅滞の言語治療 改訂
第 2 版（診断と治療社）

倉井成子

- ・最終学歴：上智大学外国語学部イスパニア学科
- ・勤 務 先：国立障害者リハビリテーションセンター　九州保健福祉大学保健科学部言
　　　　　　語聴覚療法学科（2004 ～ 2020 年）
- ・業　　　績：国リハ式〈S-S 法〉言語発達遅滞検査検査マニュアル改訂第 4 版（編・共
　　　　　　著；エスコアール）　＜ S-S 法＞によることばの遅れとコミュニケーショ
　　　　　　ン支援（編；明治図書）　言語聴覚士のための言発達遅滞訓練ガイダンス
　　　　　　（編・共著；医学書院）

廣田栄子

- ・最終学歴：立教大学文学部心理学科卒業　国立聴能言語障害センター附属専門職員養
　　　　　　成所修了 医学博士（1989 年）
- ・勤 務 先：筑波大学（人間系）名誉教授　元国際医療福祉大学言語聴覚学科教授
　　　　　　前筑波大学人間総合科学研究科副研究科長・博士後期課程専攻長・教授
- ・業　　　績：日本リハビリテーション連携科学学会副理事長　特別支援教育・療育にお
　　　　　　ける聴覚障害のある子の理解と支援（編・共著；学苑社）　言語聴覚士のた
　　　　　　めの聴覚障害学（共著；医歯薬出版）

小澤惠美

- ・最終学歴：東京大学医学部保健学科修士課程卒（1968 年）
- ・勤 務 先：国立障害者リハビリテーションセンター病院
- ・業　　　績：吃音検査法 第 2 版（共著；学苑社）子どもの吃音症状（ことばの遅れとそ
　　　　　　の治療；大修館）　吃音幼児母子コミュニケーションの分析 . 音声言語医学
　　　　　　25：224-232，1984

小林範子

- ・最終学歴：ニューヨーク市大学大学院校言語聴覚学部博士課程修了（1988 年）
- ・勤 務 地：ATR 視聴覚機構研究所（客員研究員；1988 ～ 1992 年）　北里大学医療衛
　　　　　　生学部（教授；1994 ～ 2012 年）
- ・業　　　績：音声治療の基本的考え方とその実際 . 喉頭　**20**：93-98，2008　音声訓練—
　　　　　　その適用と訓練の実際(痙攣性発声障害の共著；時空出版)　音声障害(成人
　　　　　　のコミュニケーション障害の共著；大修館書店)

熊倉勇美

- ・最終学歴：日本社会事業大学 社会福祉学部 児童福祉学科卒業（1969 年）　医学博士
　　　　　　（兵庫医科大学；1986 年）
- ・勤 務 先：有馬温泉病院言語療法科（科長・リハ部長兼任；1975 ～ 1998 年）　川崎医療
　　　　　　福祉大学 医療技術学部 感覚矯正学科 言語聴覚専攻（教授；1998 ～ 2014 年）

千里リハビリテーション病院（顧問；2014年〜現在）　島根大学医学部附属病院歯科口腔外科（臨床教授；2014年〜現在）
- ・業　　績：口腔・中咽頭がんのリハビリテーション─構音障害、摂食・嚥下障害（編著；医歯薬出版）　改訂運動障害性構音障害（編著；建帛社）　摂食・嚥下リハビリテーション第3版（編・共著；医歯薬出版）

高見葉津
- ・最終学歴：筑波大学大学院教育研究科修士課程修了
- ・勤　務　先：都立北療育医療センター　訪問看護ステーション HUG
- ・業　　績：コミュニケーション障害の臨床3 脳性麻痺（共著；協同医書出版）特別支援教育における構音障害のある子どもの理解と支援（共著；学苑社）日本コミュニケーション障害学会常任理事（2000年〜2009年）

清水充子
- ・最終学歴：国立障害者リハビリテーションセンター学院言語聴覚学科卒業（1981年）広島大学大学院医歯薬総合研究科修了（2020年）
- ・勤　務　地：埼玉県総合リハビリテーションセンター言語聴覚科（1981年〜現在）埼玉医大福祉会カルガモの家リハビリテーション部兼務（2018年〜現在）
- ・業　　績：言語聴覚療法シリーズ15 改訂摂食・嚥下障害学（編著；建帛社）　日本摂食嚥下リハビリテーション学会理事（2012年〜現在）埼玉県言語聴覚士会会長（2010〜2017年）

深浦順一
- ・最終学歴：九州大学工学部機械工学科　国立聴力言語障害センター附属聴能言語専門職員養成所
- ・勤　務　先：国際医療福祉大学大学院医療福祉学研究科言語聴覚分野（福岡県大川市）
- ・業　　績：日本言語聴覚士協会会長　日本音声言語医学会顧問　言語聴覚療法技術ガイド（編集主幹；文光堂）

第1章　言語聴覚士の誕生

柴田貞雄

Ⅰ．はじめに

1．本稿の目的

　第15回日本言語聴覚学会学術講演会で半田理恵子学会長は，「STとは何か，あるべき姿を再考する」をテーマとした。その意図は言語聴覚士（以下，ST）を取り巻く諸状況の急速な変化に即応して，明日のST界の構築と進むべき道筋の模索が急務との認識からの発案であろう。漠としたST像から出発し，今日のST界の広大な専門領域の確立を達成するために，STは常に何を目指して心がけ，どんな活動を行い，どんな精神を引き継ぎ成果をあげてきたのか？筆者は，その発展の歴史を紐解くことによって未来への挑戦のエネルギーを得ると考え，「ST界の発展への思い」と題した講演で課題に応えようとした。本稿は，その要旨である。領域ごとの発展史は直面した当事者が以下の章で綴るが，それらの人々の挑戦と開拓の舞台を整える立場からの記述である。

2．STの定義

　STはSpeech Therapistの略称で，1997年の言語聴覚士法制定以前には言語治療士あるいは訓練士と称されていた。本稿では，すべての聴覚言語障害担当者を意味する語として用いる。

3．言語聴覚士の本質と原点

　STは，人間性の機能と生命機能を担う。前者はLanguageとCommunicationで，人間が社会的存在としての思考と意思伝達を支える人として

1

の必須条件であり，後者は酸素と栄養を摂取して生命を維持する呼吸機能と嚥下機能で生命基盤，すなわち生存の条件である。これら2つは「人間の生命を安堵し，健康でよい人生をできる限り長く送る」という医（医学と医療）の，目的そのものである。したがって，STは医の目的に最も近い立ち位置にいて，最悪の結果である死と背中合わせの医療専門職であり，大きな責任を果たす情熱と献身を生きがいにできる仕事に携わる。これはSTだけに許される特権である。STを志向する選択は正しく誇りのもてることである。そしてSTは治療者であることが原点であり，本質である。STの仕事の最大の価値は「治せる」ことで，この本質をSTの背骨として，また唯一の存在理由として自覚すべきである。このことがクライエントを始めとして広く求められているものである。

Ⅱ．言語聴覚士誕生の草創期（第1期）

　1945年の敗戦から現在に至るST界の歴史を3つの区分に分ける（**表1**）。その節目は敗戦時，1971年の国によるST養成開始，最後は1997年の資格制度成立である。それぞれの区分を第1期は草創期，続く第2期は発展期，そして第3期を正史期とする。この間のSTに深く関連する出来事，人物往来などの展開の様相を記すが，筆者個人の体験と知見の範囲に限られることを断っておきたい。

　第1期（草創期）は，わが国における言語聴覚世界の始まりから，国がST養成を開始した1971年までの26年間である。

1．時代背景
　飢えから解放され，復興期を経て経済が発展し，自由と民主主義の国造りの希望に溢れていた。象徴は1964年の東京オリンピック開催である。リハビリテーションの機運も芽生えてきていた。

2．聴覚言語臨床の状況
　特殊教育として難聴学級は戦前から存在したが，1953年に千葉県の真間小学校などで「言語治療教室」が開設され注目を浴びた。医学関係では，昭和の初期から九州大学，慶應義塾大学，東京大学，京都大学などの耳鼻

表 1　言語聴覚士（ST）関連年表

区　分	西　暦	年　号	事　項
Ⅰ期・草創期	**1945 年**	**昭和 20 年**	**敗戦**
	1953	昭和 28	言語治療教室 開設
	1955	昭和 30	オージオロジー学会（現聴覚医学会）発足
	1956	昭和 31	音声言語医学会 発足（切替一郎教授）
	1960	昭和 35	WHO 勧告（Palmer 博士）
	1963	昭和 38	「PT,OT,ST,AT の制度化」検討開始
	〃	〃	リハビリテーション医学会 発足
	1964	昭和 39	国立聴力言語障害センター ST 第一号
	1965	昭和 40	「理学療法士法・作業療法士法」成立
	〃	〃	音声言語医学研究施設（音声研）開設
	〃	〃	足立学園開設（'78 北九州市立総合療育センター）
	1967	昭和 42	秋田グリーンローズ 開設
	〃	〃	岡山かなりや学園 開設
	1968	昭和 43	大宮市ひまわり学園 開設
	1969	昭和 44	失語症研究会（韮山カンファレンス）発足
Ⅱ期・発展期	**1971 年**	**昭和 46 年**	**初の国による養成開始―国立聴力言語障害センター附属聴能言語専門職員養成所開設**
	1975	昭和 50	日本聴能言語士協会 設立
	1976	昭和 51	口蓋裂学会 設立
	1979	昭和 54	言語聴覚士配置施設 301 ヵ所
	1982	昭和 57	神経心理学会 設立
	1983	昭和 58	失語症学会 設立
	1984	昭和 59	福井医療技術専門学校 開校
	1985	昭和 60	日本聴能言語学院 開校
	〃	〃	日本言語療法士協会 設立
	1988	昭和 63	医療言語聴覚士資格制度推進協議会 発足（25 医学・歯学団体）
Ⅲ期・正史期→未来	**1997 年**	**平成 9 年**	**言語聴覚士法 成立**
	2021	令和 3 年	

咽喉科で，主として音声障害と構音障害を対象とする「音声言語治療」が始められていた。医学的研究および基礎的研究に重点をおくヨーロッパ的概念に基づくものであったが，この間の発展は切替一郎教授の論文「音声言語医学の源流とわが国における発展」に詳しい[9, 10]。この労作によって，STの淵源がたどれ貴重である。吃音に対しては，戦前から民間の矯正所があった。失語は精神科が扱い，脳卒中関連で内科書にわずかに記載されていた。一般の市民感覚でも聴覚・音声言語の障害への問題意識は希薄で，差別用語が身近にあった。

3．一大転機

　この時代に日本の言語聴覚士の創始に真に貢献された2人の大恩人が現れた。まず，1925年に発足した米国聴覚言語協会（ASHA）が展開していた言語病理学（Speech Pathology）の存在に気づき，それを学ぼうとした東京大学耳鼻咽喉科の切替一郎教授である。音声言語医学会を設立し，当初から高度の専門教育に裏づけられたSTの身分制度実現に大きく尽力された。ST誕生の土壌をつくり，わが国のST生みの親である。

　もう一人は，1960年に世界保健機関（WHO）調査団の一員として来日し，日本政府に「聴覚言語障害者サービスと専門担当者育成の必要性」を勧告したPalmer博士である。Palmer博士は自ら奨学金を提供し，多くの留学生を自身が創設し運営する世界有数の聴覚・言語障害の臨床・研究・教育および障害者生活施設の総合的な言語障害研究所 Institute of Logopedics に招き，言語病理学を学ぶ機会を与えた。田口恒夫先生，神山五郎先生，船山美奈子先生など多くの先達が，日本のST臨床とST育成の種として蒔かれることになった。このように土壌と種をつくられた2人の偉大な幸運に恵まれてST界が芽吹いた。

　そして，時代の趨勢として聴覚言語障害対策に一大転機がもたらされた。すなわち，1958年に創設されていた国立ろうあ者更生指導所が1964年に国立聴力言語障害センターと改称され，はじめて国の聴力言語障害者サービスの拠点として運用されることになった。聴覚言語障害対策の実施が国策となったのである。この時，国がSTつまり聴覚言語担当者と任じた第1号が船山美奈子先生で，あとに述べるST養成所設置と教育に尽力してこられた。また，このセンターは聴覚言語障害担当者の全国展開を図るために研修事業にも力を注いだ[1, 6, 7]。

4．専門学会の創設

　関連学会の創設も相次ぎ，耳鼻咽喉科関係では 1955 年にオージオロジー学会（現聴覚医学会），1956 年に音声言語医学会，1963 年に整形外科・内科関係としてリハビリテーション医学会がそれぞれ発足した。聴覚・音声・言語障害リハビリテーションの臨床・研究の学術体制が整い始めた。

5．身分・資格制度調査研究の動き

　最大の関心事である「身分制度」は，聴覚言語障害対策の中心課題であった。1963 年には理学療法士，作業療法士，視能訓練士などと同時に，ST，AT（聴能訓練士）の身分・資格制度の検討が始まった。1965 年に理学療法士・作業療法士法が制定されたが，同年「視能訓練士，ST 等身分制度研究会」となって審議が続いた。そして 1967 年，意見が集約され，革新的な原案が示されて会は終了した[2]。その後は，養成所設置の議論に移るなかで制度化への長い道程が始まることになった。

Ⅲ．筆者の言語聴覚士界との関わり

1．米国留学

　1964 年，順天堂大学から東京大学に異動していた筆者は，切替一郎教授の勧めと神山五郎先生の推挙で，当該領域の先進国米国で言語障害学を学ぶことになり，カンサス州立 Wichita 大学言語障害学大学院修士課程に留学した。ST 界に足を踏み入れた端緒である。この大学院の実質的な母体は，先に述べた Palmer 博士の Institute of Logopedics である。切替一郎教授が翻訳・編纂されたばかりの Travis 博士の大著「Speech-Pathology」[24] を手に，開幕直前のオリンピックで沸き立つ中をプロペラ機で飛び立った。言語病理学の知識技術移転の使命が始まった。

2．米国の ST 界と言語聴覚士

　当時の米国 ST 界の情勢と，ST に対する認知の程度を述べる。

1）1964 年の革新とわが国への影響

　1964 年は米国の聴覚言語障害界が，画期的な改革を実施した年であった。それまでは Speech Therapist と呼ばれた学士号（Bachelor of Arts）

保持者から，大学院卒の修士号（Master of Arts）へ教育レベルが格上げされた。そして科学であると規定し，領域を言語病理学（Speech Pathology）として自らを Speech Pathologist と称した。つまり，ST はすべからく大学院までの専門教育を受け，修士号をもち，原因・理由の科学的分析に基づいて聴覚言語の症状に論理的にアプローチする専門職であると世に宣言した。この改革以後，臨床・教育・研究のあらゆる面で一段と発展を続け，社会的地位も確固としたものになった。このことは当時の留学生に大きな影響を与え，日本で目指すべき養成教育のあり方の理想として強く頭と心に刻まれた。ちなみに，この変革は ASHA が設立された 1925 年から約 40 年後のことである。

2）言語聴覚士の社会性

ST の知名度の高さは印象的であった。市民は誰でも ST を知っており，身近で頼られ，尊敬され，誇りにされる存在であった。この「誇りになっている」ことが知名度の高さの証左である。多民族・多人種で構成され，生き抜くにはコミュニケーション能力は最重要であり，成功・不成功を左右する。したがって，ハンディキャップを解決してくれる ST は，地位や貧富の差を問わず誰にとっても不可欠な存在といえる。同一民族・文化のわが国に比べて，コミュニケーション能力に対する要求は段違いに高い。パラメディカル（後にコメディカル）の中でも ST への敬意が違っていた。

一方，現今わが国でも「コミュニケーション」の重要性が声高に語られているが，障害やハンディキャップに対するそれではなく，関心は低いままにみえる。障害あるいは障害者問題を，世に訴えるべき ST 界の社会的責任も問われるかもしれない。特に聴覚言語障害発現率の権威ある調査さえも実施されていない。われわれ ST は，人間にとって究極の QOL（Quality of Life）に決定的な役割を果たし，患者，障害者，広くは人類の求めるものに直接向き合っている専門職である。したがって，「人類・社会にとって不可欠な存在」である ST の仕事の価値とその普遍性を深く意識して，誇りと自信をもって堂々と世に存在意義を喧伝すべきである。人類が存在する限り ST は求められ，ST は永遠である。

3．聴覚言語障害への転進─ ST 養成の開始

筆者は 1966 年に帰国し，東京大学医学部音声言語医学研究施設（音声研）で研究（主に Dynamic Palatography）生活を送った。電子計算機が導入

され始めた時代である。1968 年には国立聴力言語障害センターに赴任し，言語臨床の傍ら専門職養成の準備に加わった。そして，学識経験者の議論を経て 1971 年，このセンターに附属聴能言語専門職員養成所が設置され，はじめて国による養成が始まった[3]。この養成所は，1979 年に国立身体障害者リハビリテーションセンター学院（現国立障害者リハビリテーションセンター学院）となって存続している。[14,15,17,22,23] 養成を担当することになったが，決断には音声研澤島政行教授の強い励ましに背を押された。この間も厚生省（現厚生労働省）から再三にわたり理学療法士，作業療法士と同じ高校卒 3 年以上の資格制度の提案があったが，4 年制大学で大学院に連なる形での専門教育を実現したいとの考えから断り続けた。若さも手伝って挑戦する義務感に高揚していた。とりあえずは，大学卒業生に対する 1 年間の教育での養成に集中した。

4．養成の狙いと内容

　養成に際して最も議論されたのは養成対象者の学歴で，4 年制大学卒業者とするのが養成関係者の要望であった。将来の ST 教育は，大学卒を最低限のレベルとすることを担保する，先を見据えた布石であった。国は要望を認め，専門教育の期間は 1 年限りとなった。当時，4 年制大学卒業者は最高学歴者であり，さらにその上に専門性を積み上げることは，ST 領域の学問レベルの高さを示すことになり，医学会やほかのパラメディカル領域に大きなインパクトとなった。ST は一目をおかれ，多大な敬意を集めるとともに彼らの目標となった。卒業後は大学院卒同等として処遇され，高度の専門家として ST は世に出ることになった。

　1 年間の制約の中で臨床と基礎のいずれの科目によりウエイトをおくかが大きな議論となった。専門性を保証する教育内容の質と量をどう確保するかは根源的な問題であった。聴力言語障害センターの聴覚・言語・心理などのスタッフ総がかりで米国を超えるぞの思いでカリキュラムを作り上げた（**図 1**）[4]。

　重視したことが 2 点あり，1 つ目は正常の言語活動の営みの理解から障害の発現機序の理解，そしてその上で実践手技を習得する段階的学習の順序であり，2 つ目は学ぶべき科学分野を規定し，できるだけ多くの時間を割りあてる，つまり学際的な言語障害治療学を構成する科学分野（以後，基礎科目）の学習にウエイトをかけることであった。短期間に養成される

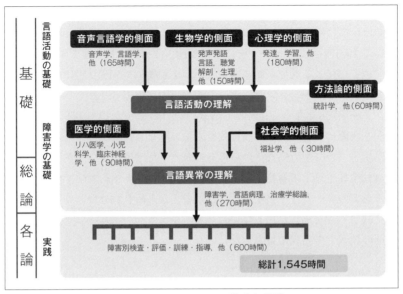

図1　カリキュラムの構成と段階

STの先々は，自ら成長するしかなく，その糧こそ与えるべきと考え基礎科目系を重視した。そもそも各論の知見や講師がきわめて少なく時代の実情の裏返しでもあったが，基礎となる諸科学の進歩をいち早く取り込み言語臨床に反映させることが，ST領域の発展を支える礎になると考えた。科学としての医学の発展を，生きる人間の幸せに利用し貢献するのが医療の目的であるという「医学と医療の関係」と同じ図式である。現在のST教育カリキュラムにもこの考え方が根幹にあり，資格制度成立時にST界が理想的としたものである。

　養成は，東京大学を始めとする医学・音声言語科学・心理学などの第一人者が外来講師を快諾し，「STを育ててやろう」と情熱と愛情を注ぐものであった。「STの誕生」に力強い賛意を得た思いで一同，おおいに勇気づけられた[5]。かくして，基礎教育を受けただけの1期生が巣立った。（**図2**）。彼ら彼女らは臨床の場での活躍は危ぶまれたが，戸惑いながらも基礎科目の知識で辛くも期待に応えられたようであった。まさに「基礎科目は臨床の母」であり，「臨床は基礎科目の実践にほかならない」を実証してくれた。毎年の旅立ちの日には教員たちは覚悟の出陣を見送るかのようであった。

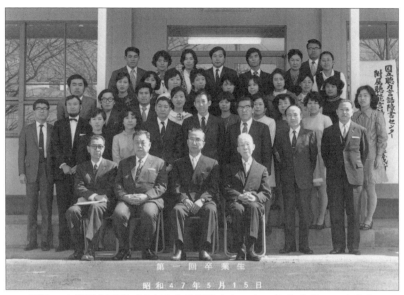

図２　卒業記念写真（国立聴力言語障害センター養成所 第一回卒業生
昭和 47 年 3 月 15 日）

　この養成を機に ST が増え，臨床実践が拡大する第 2 期の発展期が始まっ
た。この期の ST 界の命題は，①サービス実績の少ない専門領域をどう世
間に広く認知してもらうか，②臨床実績を根拠として発展の鍵となる教育・
身分資格制度の確立にどうつなげるかであり，大きな課題と使命を背負っ
たパイオニアの時代であった。そのころの ST たちの自己研鑽による臨床，
研究，後輩指導・教育などの活躍は瞠目すべきものであり，米国留学や博
士課程進学へと更なる高みを志す者も続出した。時代も経済成長が絶頂期
に向かいリハビリテーションや福祉の成長に追い風となっていた。

Ⅳ. 発展期（第 2 期）─養成開始から資格
　 制度確立まで─未知の海原へ

　1971 年の国の ST 養成開始から 1997 年の資格制度成立までの 26 年間は，
ST 数の増加と組織化，病院施設などでの ST 部門の増加，養成校の新設，
学会や研究活動の活発化などで ST 界が大発展し，専門領域の基盤が形成

された時期で，明るい側面である。一方で理想の教育制度を基本とした身分・資格制度の要望・獲得運動も広く展開されたが，模索・混乱，希望と失意の入り混じった苦悩，苦闘と試練の時代でもあった（**表1**）。

1．養成事業への賛同と支援

養成開始当初は，ST が医療・福祉の場に受け入れられるか確信はなく不安であった。この時期にいち早く ST の必要性を認識して，積極的にその働きを活用しようと自身の施設に採用し，育成に尽くされた ST 界の恩人ともいうべき先達に巡りあえた。必要性の理解と養成への共鳴・共感は，事業遂行に勇気を与え大きな支えとなった。今なお感謝と喜びが続き，その先生方と施設をあげる。

あらゆる障害児に対して早期からの包括的療育の実施を先導された高松鶴吉先生と北九州市立総合療育センター，秋田でことばの発達事業を築き根づかせた片桐格先生と総合施設「グリーンローズ」オリブ園ほか，在宅の脳性まひ児に光をあて総合療育施設設置を果たされた加納清先生の大宮市「ひまわり学園」，そして研究者を育て，失語症・高次脳機能障害者リハビリテーションの診療報酬化に連なる標準をつくり，失語症学会を創設された長谷川恒雄先生の「伊豆韮山温泉病院」などである。これらは公立・私立を問わず各地に聴覚言語障害児・者の病院や施設の範となり新設を促した。

2．ST の増加と組織化

養成された ST のほかに，病院などでの実践から始める ST 専従者も加わり ST は増加した。1975 年には，臨床振興や資格・身分制度化促進を目標として日本聴能言語士協会が発足した（笹沼澄子初代会長）。1979 年には，全国で 301 カ所の病院・施設に ST 部門が設置されている調査報告がある[8]。その後も病院・施設での ST 部門の新設が相次いだことで ST への需要が高まり，養成校出身者以外の人々が ST として多数，参入する状況が加速した。系統的な言語障害学への導入もないハンディキャップをむしろバネとして，自ら学びつつ積極的に臨床業務を行い ST としての役割を果たした。教育背景のいかにかかわらず，互いの努力，切磋琢磨により臨床や研究に大きな成果をあげた。この世代の ST 従事者こそが，今日の日本の聴覚・音声・言語障害学の土台を築いた創造者である。

3．養成校の増加―私学の参加

　1984年には福井医療技術専門学校が第1号の先駆けとなり，翌1985年には名古屋に日本聴能言語学院が開校した。いずれも先導的・指導的役割を果たす人材を多く輩出させた。大阪教育大学などでの臨時教員養成課程でもST志向者を教育し有為の人材源となった。その後も各地に養成施設の新設が続き，多様な教育背景をもったSTたちが生まれ，ともに活躍してきた。なかには中国や韓国などでのST養成を支援する国際貢献活動に取り組んだSTもいた。

4．主な実績・業績

　無から始まったST界が作り出した輝かしい業績は，第2章以下に詳述される。障害類型ごとの検査・評価，指導訓練の臨床体系・方式を創造した足跡が細部にわたって記述され，その学術的意義が浮き彫りにされよう[20]。さらに，社会的実績といえるものも多々あり，その最たるものはSTの遠藤尚氏が創始した「失語症友の会」である。

V．資格制度―確立への道程

　制度誕生の過程を記憶にとどめ，「ST養成・教育制度」の次のステップへの示唆としたい。

1．獲得運動

　理想の実現を目標にST界は一丸となって活動した。関連医学会（日本耳鼻咽喉科学会，リハビリテーション医学会，日本歯科医学会など）や障害者団体（失語症友の会，聴覚障害者団体，口蓋裂，喉頭摘出者団体など）と連携して行政や立法府への陳情を繰り返した。新聞，テレビ，出版などのメディア，学会参加，求職活動，各地への巡回診療・相談会開催など，あらゆる機会を利用して世にSTの必要性と専門性への理解を発信した。根本的には国民的理解と後押しが必須・不可欠との信念を共有して，サービスの実績を積み重ねて人々の賛同と支持をとりつけようと日々奮闘努力した。

2．壁

　資格制度化が難渋した根本の理由は，ST界をあげて掲げた養成教育の
あり方がわが国には理想にすぎたからだといえる。理想とは，高い教育レ
ベルが臨床内容と研究による進歩を保証し，障害者に益するという考え方
である。筆者も実現させることが当然の役目と考え奔走した。新しい時代
の風の中，話せば関係者の理解が得られると信じた。国にも障害者にも利
益になるはずだからである。しかし，壁は厚かった。

　第一の壁は，医療職の身分は医師が患者の生命に責任をもつことから，
コメディカルはその指示に従うピラミッド型の階層構造が医療体制の基本
的なあり方であり，また看護師を始めとするコメディカルの専門教育は高
校卒業生に3年以上施すことを最低要件として定められていることであ
る。現在も同様である。われわれSTの要望は，その変更を求めるもので
国の医療の形や医学教育体系への大きな挑戦であった。

　第二の壁は，STの専門性（業務行為の内容）の帰属の不明確さである。
STの行為は，人体に危害を及ぼす可能性のある医療行為か，それとも
STの訓練場面でみるようにその行為は教育か心理学の実践，つまり身体
への危害の恐れのない非医療的行為ではないかというものである。STの
行為の性格に対する見解の不一致で資格制度を所轄する官庁は，厚生省か
文部省（現文部科学省）かが定まらなかった。当事者間でも見解が対立し
ていた。このようにコメディカル教育の既定のレベルとST行為の帰属の
不明確さから運動の方向はまとまりきれなかった。医学界の有識者や国会
議員の仲介もあったが，行政官庁の理解は得られず，資格運動は混乱をエ
スカレートさせたまま推移した。[11〜13, 16, 18, 19, 21]

3．方針転換

　その間にもニーズの拡大に対応するSTサービスが，ますます逼迫して
きた。そして徐々に，クライエント第一の精神から安定的なSTの養成・
供給が約束される資格制度を，現実に即したもので可とする厚生省案を受
け入れる考え方が台頭してきた。筆者も同様に考えた。そして結局，以下
の理由で医療職に決まった。①は基本的・本質的な事項である。聴覚・音
声・言語・新たに加えられた嚥下障害は，身体的な病変・病理に起因する
ものであり，検査・訓練は患者に危害を及ぼすおそれがあるので，医学的
治療として医師の管理下で実施される医行為であるべきという患者・障害

児者安全の立場，②は費用負担を考えて医療保険制度利用を可能にすべきという経済的理由，③は医学・医療の枠組みの中での存在は進歩につながるというSTにとっての利益の3点である。

　ここにSTにしか認められない「診療補助行為（医行為）」のできる，つまり「業務独占」を核にした名称独占の医療資格ができた。これでSTは何にも侵されない独自性，独立性が保証されたのである。かくしてST界は理想ではないが権威ある専門家集団として社会的地位を得ることになった。

　筆者は4年制大学での養成を実現すべく何年も厚生省へ，文部省へ，医学会へと陳情に明け暮れ，授業にも力が入らず教師としての責任を果たせていなかった。1985年ごろ，万策尽きて現実路線に考えを変えたが，これはSTには変節と映り事態をいっそう紛糾させてしまった。今，筆者の制度獲得への関与が資格制度成立の大幅な遅延を引き起こし，また国立大学でのST学科設置の機を逸して研究・指導者養成体制の確立に他領域からの遅れをとる結果を招いたのでは，との責任を感じる。陳謝したい。残念である。

4．言語聴覚士法の成立（1997年12月12日）

　言語聴覚士の誕生である。ST界が対立・不和の大きな犠牲を払った末にようやく生まれ，手にした制度である。「言語聴覚士法制定祝賀会」が斉藤十朗参議院議員，厚生労働省の担当局長・課長，津山直一推進協議会代表幹事（国立身体障害者リハビリテーションセンター総長），障害者団体の幹部，そして推進主体のST代表らが集まり，喜びとともにST界の新しい始まりを祝福し合った。筆者は患者・障害児者福祉の世界に生きるST界ができた安堵と沁み出る喜びと感謝を噛みしめた。「ローマのものはローマのもの，キリストのものは……」の言葉があるように，「STのものはSTのもの」として，「STによるSTのためのST界」として独立独歩，堂々とST自身が聴覚言語障害の世界を創造する道を歩んでほしいと祝福し，目標は国民の信頼を勝ちとること以上に「誇り」となることだと激励した。ここに「ST界が国家・国民の認める存在になり，同時に国家資格者として重い責任を果たす義務」も担うことになった。この制度化過程で最大の功労者は，当事者のSTである。特に故柏木敏宏氏，立石恒雄氏の両STが厚生労働省，医学会・歯学会の間に入って，活動の推進力

として粘り強く渾身の働きをした。その献身と功績は正史に記されるべきである。

　思えば1964年の第1号ST誕生から33年，国による養成開始から26年目の長い道のりを経てST界の真の基盤ができたことになる。1997年の資格制度成立は，1964年の米国の修士号制への改革と同様に，ST界の大発展の転換点という歴史的意義がある。そして，新しいステージが始まる。

VI. 言語聴覚士法制定後—正史期（第3期）

　資格制度成立からは，真のST，言語聴覚士が自ら歴史を紡ぐ正史期である。法が成立した喜びもつかの間，実施に向けて名称，業務，養成施設基準，養成課程基準などの具体化の作業が急がれた。関係官庁，医学会，当事者の代表がまさに連日連夜，委員会，検討会を重ねた。特に関心が向けられた教育カリキュラムの作成には，音声言語医学会理事長である広瀬肇先生の見識に負うところが大であった。以来，養成は大学も含め飛躍的に増加し，有資格者は初期の想定必要数2万人を遥かに超え，全国的なニーズに応えるほどに充足を遂げた。

1. 言語聴覚士への期待

　ST界の第一世代は米国から言語障害学を学んで日本に植えつけた草創期の群像。第二世代は不十分な教育にもかかわらずST世界を懸命に切り開き，今日の基盤をつくり，臨床・教育・研究のリーダーとして大活躍するあまたのSTであり，第三世代は法定の養成校卒業後に国家試験の洗礼を受けて活動している，いわば正規のST，言語聴覚士である。ここからは旬を迎える第三世代に告げたい。第一，第二世代が築いてきた実績や挑戦する心意気を引継ぎST界のQualityを，もう一ランクあげる覚悟を新たにしてほしい。根に据えるのは先に述べたPalmer博士の「クライエントがよくならないのは障害の重さではない，STサービスの故（不足）である」の精神である。STの普遍的な職業（実践）倫理であり，訓練の質を高める一点が命である。

2．言語聴覚士へのメッセージ

STの仕事は魅力に溢れている。第一は，断然，「人に親切にする，できることが仕事」であることで，STを志した「初心」のはずである。また，「人に必要とされる存在である」と，自覚できて実にすばらしい。2つ目は，STの仕事の永遠性である。人間機能の普遍性に関われることは，大きな誇りである。最後は，研究の機会に恵まれていることである。研究は自らの知識・技術の進化を保証し，仕事に対するモチベーションを高める最も有効な手段である。ST領域には，未知の問題や解決すべき課題が山積している。

そして，よき伝統づくりへの高い意識が望まれる。和と寛容によるST界の結束・団結への意識と，臨床家にとって最も大切な資質である「気前のよさ」，つまりクライエントにもてるエネルギーを与え切る気風の醸成によってよき伝統が生まれる。これにより，伝統を愛しよき生（ST）を全うしようと願うSTの集団になれよう。ST界は，たおやかで，気品と凛とした知的雰囲気をまとう集団として広くイメージされたいものである。

3．おわりに

手助けしたクライエントやその家族が自立・独立する姿を目にした時の，また「ありがとう」の一言をもらった時の，信じられないほどの大きな喜びと，同時に「STになってよかった」という，幸せ感をできるだけ多く，頻回に味わって報われることを心から念願する。公私共のご幸運を祈る。

最後にこの50年余，多くの皆さんに過分なご親切をいただいた。深く感謝する。

●文献●
1) 10周年記念誌．国立聴力言語障害センター，1968
2) 言語治療専門職員養成所設置運営に関する調査資料．国立聴力言語障害センター，1969
3) 言語治療専門職員養成所設置運営に関する調査報告書．国立聴力言語障害センター，1969
4) 柴田貞雄，他：聴能言語専門職員（通称言語治療士）養成の意図とカリキュラム構想．ろう教育科学　**13**：85-90，1971
5) 要覧および案内．国立聴力言語障害センター，1970
6) 創立20周年記念資料．国立聴力言語障害センター，1978

7) 国立聴力言語障害センター 21 年の歩み. 国立聴力言語障害センター, 1979

8) 長谷川恒雄：全国言語治療施設一覧. 言語生活 **7 月号**：84-102, 1979

9) 切替一郎：音声言語医学の源流とわが国における発展—前編. 音声言語医学 **27**：178-189, 1986

10) 切替一郎：音声言語医学の源流とわが国における発展—後編. 音声言語医学 **27**：250-262, 1986

11) 日本耳鼻咽喉科学会, 日本リハビリテーション医学会：シンポジウム「言語聴覚士の国家資格」報告書. 1988

12) 「医療言語聴覚士」資格についての考え方. 医療言語聴覚士資格制度推進協議会, 1989

13) 「医療言語聴覚士」の国家資格の必要性について. 医療言語聴覚士資格制度推進協議会, 1990

14) 創立 10 周年記念誌. 国立身体障害者リハビリテーションセンター, 1990

15) 20 周年記念誌. 旧国立聴力言語障害センター附属聴能言語専門職員養成所および国立身体障害者リハビリテーションセンター学院・聴能言語専門職員養成課程, 1990

16) 医療言語聴覚士資格制度「推進活動報告」. 医療言語聴覚士資格制度推進協議会, 1992

17) 柴田貞雄：国身体障害者リハビリテーションセンター. 音声言語医学 **36 別冊**（日本音声言語医学会 40 年史）：536-544, 1995

18) 柴田貞雄：言語障害関係委員会. 音声言語医学 **36 別冊**（日本音声言語医学会 40 年史）：521-525, 1995

19) 岡本　健：ST 問題に関するこれまでの経過. 音声言語医学 **36 別冊**（日本音声言語医学会 40 年史）：528-531, 1995

20) 笹沼澄子：言語委員会. 音声言語医学 **36 別冊**（日本音声言語医学会 40 年史）：518-520, 1995

21) 医療言語聴覚士資格制度推進協議会活動報告. 医療言語聴覚士資格制度推進協議会, 1999

22) 学科卒業生名簿. 国立身体障害者リハビリテーションセンター学院, 1999

23) 創立二十周年記念誌—病院 第 2 機能訓練回復訓練部および学院. 国立身体障害者リハビリテーションセンター, 2000

24) Travis LE（編), 編切替一郎（監訳)：音声言語病理学—音声言語障害の臨床. 医歯薬出版, 1964

第 2 章　失語症

藤田郁代

Ⅰ．はじめに

　わが国で失語症の言語治療が専門職によって行われるようになったのは
1960 年代中ごろからであり，その歴史は約 60 年に及ぶ[1]。私事で恐縮で
あるが，筆者はその年月の約 3/4 を言語聴覚士として実体験し，この分野
を築いたすばらしい先輩に出会い，指導を受けることができた。このよう
な先達の足跡を埋もれさせることなく語り継いでいくことは，本分野の未
来のために非常に重要であると考えられる。

　そこで，本章ではわが国の失語症言語治療の歴史をつくってきた言語聴
覚士に焦点をあて振り返ることにする。他分野の専門家については言及し
ていないので，ご了解願いたい。執筆においては，偏りなく公平に歴史を
みつめるよう努めたが，紙幅の都合ですべての人を紹介することができな
かったことをお断りしておく。

Ⅱ．世界における失語症言語治療の始まり

　諸外国の例に漏れず，わが国で失語症言語治療が本格的に始まったのは
第二次世界大戦後のことである。戦後，笹沼澄子氏らの先達が米国に留学
して言語病理学について学び，それをわが国に導入することによって言語
専門職による失語症言語治療は始まった。このように，わが国の失語症言
語治療の始まりは，諸外国の言語病理学の状況を抜きにして語ることはで
きないので，最初に世界における失語症言語治療の歴史をかいつまんでみ

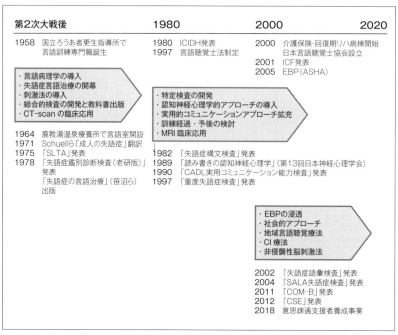

図 1　わが国の失語症言語治療の歩み

ておくことにする（**図 1**）。

　失語症の科学的究明は，19 世紀に Broca（1861，1865 年）や Wernicke（1874，1903 年）らによって始まり，治療的試みも当時から行われていた。例えば，仏国の Treusseau（1801 ～ 1867 年）や英国の Bastian（1837 ～ 1915 年）は，失語症のリハビリテーションへの関心が高く，また独逸（ドイツ）の Gutzmann（1865 ～ 1922 年）や墺太利（オーストリア）の Fröeschels（1884 ～ 1973 年）は，聴覚障害に対する教育法や構音指導法を失語症に適用している。これらの基本原理は言語を再教育するというものであった。

　20 世紀に入ると，独逸の Goldstein（1878 ～ 1965 年）や米国の Wisenberg & McBride（1935 年）らによって，第一次世界大戦の傷病兵を対象として失語症リハビリテーションが実施されるようになった。Wisenbergらは，心理学的モデルに基づき標準化された失語症検査を作成した最初の人であり，失語症への行動学的アプローチは，ここから始まったといえる。

　第二次大戦後，米国では脳損傷を負った多数の傷病兵が帰還し，失語症のリハビリテーションが軍人病院などで組織的に行われるようになった。

その治療法は，従来の教育的手法とは異なり，失語症の障害特性を踏まえたものであり，1960 〜 1970 年代にかけて刺激法，行動変容アプローチ，機能再編成法などが提唱され，失語症言語治療は米国で飛躍的に発展し始めた。このような時期に，わが国から留学者が渡米し，当時の最新の治療理論と技法をわが国に導入することになる。

Ⅲ．わが国における失語症言語治療の歴史

1．失語症研究の始まり

わが国における失語症文献を CiNii で古い順に検索すると，1889 年の佐藤[3] による「失語症實驗」が抽出される。次いで，1893 年の豊田[4] の「失語症ノ實驗」と渡邊[5] の「皮質運動性失語症ト二髄球麻痺及進行性筋萎縮ヲ合併セル一患者ニ就テ」に続く。明治・大正時代については，8 編の失語症文献が上掲されている。昭和時代に入ると文献数は増加し，日本語の失語症の特性に関する井村[6] と大橋[7] の有名な論文もみられる。このように 19 世紀末から，わが国でも医学者らにより失語症研究が行われていたが，その関心は症状と病巣の関連性にあり，言語治療への言及はほとんどみることができない。

2．草創期（第二次大戦後〜1970 年代まで）

1）社会的背景

第二次世界大戦後，「日本国憲法」が公布され，社会保障制度の基盤整備が始まった。1947 年に「児童福祉法」，1949 年に「身体障害者福祉法」が制定され，1958 年には国民皆保険が開始となった。また，1963 年には高齢者福祉の充実を目指した「老人福祉法」が世界に先駆けて制定された。経済は 1955 年ごろから急激に成長したが，1973 年に第一次オイルショックが勃発し，高度経済成長は終焉を迎えた。また，高齢人口が増加し，1970 年に高齢化率が 7％を超え，わが国は「高齢化社会」に突入した。

2）言語治療を専門とする職種の誕生

わが国で言語治療を専門とする職種が誕生したのは，第二次世界大戦後であり，国立ろうあ者更生指導所の開設に始まる。同指導所は言語聴覚障害に対応する国立の専門機関として 1958 年に開設された。同指導所には，

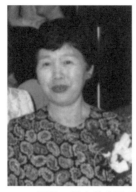
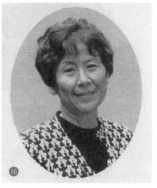

図2　船山美奈子氏（左）と笹沼澄子氏（右）

言語課と聴能課が設置され，前者に言語訓練専門職，後者に聴能訓練専門職が配属された。この時，言語課に所属することになった船山美奈子氏がわが国の言語聴覚士第1号であると柴田貞雄氏は述べている[8]（図2）。その後，言語課には，小川口宏氏，梅林晶子氏，笹沼澄子氏，久保恵美子氏，中西靖子氏らが加わり，臨床・研究が活発に行われた。筆者は，1974年に言語課に入職したが，船山氏から失語症の臨床指導を直接的に受けることができたのは，実に幸運なことであった。

　失語症の言語治療は，外来のみで行われていたので，当初は対象者が少なかったが，徐々に増加していった。同指導所は，1964年に国立聴力言語障害センターと改称され，1979年に国立身体障害者リハビリテーションセンターに統合されている。

3）失語症言語治療の開幕

　1964年の秋に，失語症の言語治療を目的とするわが国最初の言語室が長野県の厚生連鹿教湯温泉療養所に開設された。この開設に携わったのは笹沼澄子氏であり，契機となったのはニューヨーク大学のMartha Taylor博士の来日であったという。

　笹沼氏は，わが国の失語症言語治療を拓くとともに，障害領域を超えて言語聴覚分野を長く牽引したトップリーダーである。また，笹沼氏は言語治療専門職のわが国最初の組織「日本聴能言語士協会」の初代会長に1975年に就任し，言語聴覚士の国家資格の実現にも尽力した。

　鹿教湯温泉療養所における言語治療室の開設が契機となり，失語症言語治療室が各地で開設されるようになった。1968年に伊豆韮山温泉病院で

竹田契一氏を室長としてスピーチ・リハビリテーション・クリニックが開設され，七沢老人リハビリテーション病院でも竹内愛子氏らにより言語治療が始まった。失語症言語治療を提供する施設は，1969 年には 61 施設であったが，1978 年年には 171 施設へと拡大している。

　言語治療室が次々と開設された背景には，失語症言語治療に対するニーズの高まりがある。また，1971 年から国立聴力言語障害センターで聴能言語専門職員の養成が始り，短期間であるが日本ベル福祉協会で「言語病理学初級入門講座（1966 ～ 1968 年）」が開催され，その修了生が全国で活躍するようになったことがある。

4）失語症の臨床・研究

a. 教科書の出版と検査の作成

　失語症臨床が始まると，言語治療について詳しく解説した教科書が必要となった。筆者が国立聴力言語障害センター・聴能言語専門職員養成所で学んだ 1973 年当時に図書室の書棚に並んでいたのは，Taylor[9] の「失語症の看護：家族と友人のための手引き」，Johnson ら[10] の「言語病理学診断法」，Schuell ら[11] の「成人の失語症—診断・予後・治療」，大橋[12, 13]の「失語・失行・失認」および「臨床脳病理学」，笹沼[14] の「リハビリテーション医学全書 11　言語障害」などであった。筆者は，希少なこれらの本に導かれてこの道に入った。また，1978 年には笹沼ら[15] によって失語症言語治療のオリジナル成書「失語症の言語治療」が出版されている。

　教科書と同時に，失語症を鑑別する検査の開発も必要であった。まず，着手されたのは失語症状を包括的に評価する総合的検査の開発であり，最初に「Schuell-笹沼失語症簡易検査（1957 年）」が作成された。当時，神山五郎氏が率いていた「失語症コンピュータ研究グループ」は，この検査のデータを因子分析し，失語症検査のあり方を検討している。

　1970 年代になると，現在もわが国で使用されている 2 大検査が発表された。その一つは「標準失語症検査（SLTA：1975 年）」であり，もう一つは笹沼らの「失語症鑑別診断検査（老研版：1978 年）」である。標準失語症検査は「韮山カンファレンス（1969 ～ 1976 年）で検討され，多数の言語聴覚士の協力のもとに完成した。

b. 言語治療

　失語症の言語治療法としては，米国で優勢であった Schuell の刺激法がわが国でも主流となった。当時の訓練について，失語症の臨床・研究を牽

引していた九州労災病院神経内科医師の永江和久氏は，Schuell 分類の I・
III 群に対して聴覚的理解，聴覚的記銘，復唱，書きとりの訓練を実施する
と述べている[16]。

　伊豆韮山温泉病院では，ミシガン大学の Intennsive Speech Therapy
for Aphasics が 1973 〜 1974 年に実施され，言語治療の効果が検討された。
この結果から，刺激法のみでは限界があり，日常生活に必要な言語を訓練
することが重要であるとの知見が得られた[17]。この時期に，画期的な画像
診断技術が医療に導入された。それは，1972 年に英国の EMI 社で開発さ
れた CT-scan であり，責任病巣の診断などへの活用が始まった。

c．研究の動向

　1970 年代前半までは，因子分析によって失語症の症状解析が活発に行
われていたが，1975 年ごろから特定の機能の障害特性や治療法を検討す
る研究がみられるようになった。このような研究として，非言語的認知能
力[18]，呼称機能[19]，Bilingual 失語症[20]，構文障害[21]，聴覚的理解[22]を検
討したものがあげられる。仮名文字障害の訓練法もこの時期に物井寿子氏
[23]や柏木あさ子氏ら[24]によって検討されている。柏木氏が開発した漢字
を利用した自己キュー法は，現在も言語治療で活用されている。

　1970 年代後半から CT-scan を活用した研究が始まり，1977 年に戸塚元
吉氏ら[25]は「失語症の症状と病変部位— CT-scan による観察」を発表し
た。このような CT-scan 研究は，失語症状の責任病巣や発現機序の解明
を進めることになる。

　学会の設立も相次ぎ，1956 年に日本音声言語医学会，1964 年に日本リ
ハビリテーション医学会が設立された。また 1972 年には「聴覚言語障害
刊行会」が発足し，学術誌「聴覚言語研究」が発行された。1975 年には，「日
本聴能言語士協会（笹沼澄子会長）」が設立された。この会は，言語聴覚
士資格制度の実現を主な目的としていたが，学会の開催「日本聴能言語学
会」や学術誌の発行「聴能言語学研究」にも力を注ぎ，この学会や学術誌
は言語聴覚士の研究発表の中心的場となった。

3．拡大期（1980〜1990 年代）

1）社会的背景

　1980 年に世界保健機関（WHO）は「国際障害分類（ICIDH）」を発表し，
障害を機能障害，能力低下，社会的不利の次元から理解することを提唱し

た。障害を個人レベルだけでなく，社会レベルからも捉えるというこの考えは，失語症臨床にも大きなインパクトを与えた。

　人口の高齢化は，世界に類をみない速さで進行し，1994 年に高齢化率が 14％となり，遂にわが国は「高齢社会」に突入した。この問題に対処するため 1982 年に「老人保健法」が制定され，各種の保健事業が市町村で始まった。その一環として，失語症がある人への訪問指導や機能訓練が地域で提供されるようになった。また，高齢者福祉の基盤整備をするため 1989 年に「ゴールドプラン」，1994 年に「新ゴールドプラン」が策定され，1997 年には高齢者の介護を支える仕組みとして「介護保険法」が制定された。

2）資格制度の実現

　1980 年代になると，言語聴覚分野は海外からの導入時期を脱し，わが国独自の発展をみせるようになる。言語聴覚士の国家資格化を求める活動も活発化し，1997 年に言語聴覚士法が制定された。

　長期にわたった資格制度を求める活動の中で忘れることができないのは，笹沼澄子氏を会長とする日本聴能言語士協会の執行部の退陣である。これは 1981 年のことであり，退陣の理由は執行部案〔医療短大（大学で 3 年以上）以上で言語聴覚士を養成〕が総会において否決されたことにある。人望の厚かった執行部の退陣の影響は大きく，その後，本分野は低迷することになる。退陣当時に副会長を務めていた福迫陽子氏は，1991 年に「言語障害臨床学術研究会」を発足させ，未来の人材育成に力を注ぎ，本分野に活力を与えた。福迫氏は国家資格化を待たずに 1993 年に夭逝されたが，専門性を追求したその精神は，現在もわれわれの中に生きている。なお，図3は 2000 年に栃木県大田原市で開催した第 9 回言語障害臨床学術研究会（会長藤田郁代）のエクスカーションの時の写真である。

3）検査の開発

　1970 年代までは総合的検査の開発が中心であったが，1980 年代からは特定の側面の問題を掘り下げて検索する特定検査の開発が活発化した。これらの検査の特徴は，症状の評価と同時に，訓練・支援の手がかりを得ることを目的としていることにある。このような検査として，1982 年に「失語症構文検査」，1990 年に「CADL 実用コミュニケーション能力検査」，1997 年に「重度失語症検査」が発表された。

4）言語治療

　刺激法が中心であった言語治療は多様化が進み，言語機能，実用的コミュ

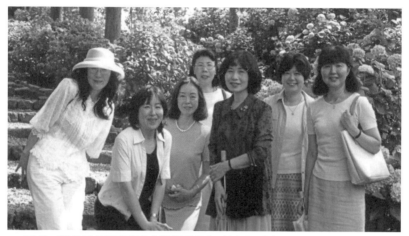

図3 第9回言語障害臨床学術研究会（2000年）のエクスカーション

ニケーション，社会参加の側面において新しい展開がみられるようになった。機能訓練の最大のトピックは，認知神経心理学的アプローチが導入されたことである。わが国でこのアプローチが広まる契機となったのは，笹沼澄子氏がPatterson博士を招いて開催した2度の学会（1989年の第13回日本神経心理学会，1999年の第23回日本高次脳機能障害学会）である。この会をとおして，認知神経心理学的アプローチに関心をもつようになった言語聴覚士は多いことと思う。

　認知神経心理学的アプローチは，失語症状を情報処理モデルと関連づけて特定し，仮説検証的治療を行う。この時期には，まだ認知神経心理学的観点から症状を評価する標準化された検査は存在せず，訓練法の検討も研究段階にとどまっていた。このアプローチが一般臨床に浸透するようになるのは2000年以降のことになる。

　残存能力を活用した実用的コミュニケーション訓練にも新しい展開がみられた。その一つは，1981年に米国でDavs & Wilcoxらによって開発されたPACE（Promoting Aphasic's Communicative Effectiveness）の浸透である。PACEは自然な対話構造を訓練に取り入れてトータルコミュニケーションを目指すものであり，わが国の言語治療にも広く取り入れられた。このほか，拡大代替コミュニケーション（AAC）への取り組みが活発化し，非言語的手段（ジェスチャー，描画，コミュニケーション・ノートなど）を活用した多彩な訓練法が考案された。

　国際連合は 1981 年を「国際障害者年」と定め，障害がある人の完全参加と平等を推進する活動を展開した。失語症領域においても失語症がある人の社会参加を支援する多様な活動が推進された。その一つが失語症友の会の活動支援である。失語症友の会は，1975 年ごろから全国各地で設立され，1982 年には「全国失語症友の会連合会」が組織され，全国大会や交流会などを開催して失語症がある人の社会参加の問題に取り組んだ。遠藤尚志氏など各地の言語聴覚士は，この友の会活動をさまざまなかたちで支援した。

5）研究の動向

　わが国における認知神経心理学的研究は，笹沼澄子氏らの漢字・仮名問題から始まったといってよいであろう。日本語に特有のこの問題をユニバーサルな視点から検討した笹沼氏らの研究[26]は国際的にも高く評価され，情報処理モデルの構築に寄与した。なお，ほぼ同時期に脳の神経機構から読み書き障害にアプローチした山鳥重氏[27]や岩田誠氏[28]の優れた研究も行われている。

　語彙・文字障害については，呼称訓練[29, 30]や文字訓練[31, 32]の結果をもとに障害メカニズムや訓練効果を検討した先進的研究がみられる。統語機能障害についても，障害構造を文処理プロセスから検索した研究[33]や，生成文法理論によって失文法の症状を解析した研究[34]などが貴重な知見を提供している。また，1983 年に日本語を含む 14 カ国の言語を対象とした失文法の国際比較研究プロジェクトが発足し，その成果として失文法の普遍的特徴について共通理解が得られた。

　認知神経心理学的アプローチは，治療効果を単一事例研究デザインによって検証する。1989 年にその解説書として McReynoldes ら[35]の「単一被験者治療実験法」が西村辨作氏によって翻訳された。

　わが国で失語症の言語治療が始まってから 15 年以上が経過し，この時期に言語治療の経過や予後要因に関する研究が多数発表されるようになった。これらの研究は，長期予後と年齢の関係[36]，失語症タイプおよび年齢による差異[37]，到達レベルと病巣および年齢の関係[38]などについて綿密な検討を行っている。

　1980 年代に，MRI（磁気共鳴画像）が臨床応用されるようになった。また 1990 年代になると，fMRI（機能的磁気共鳴画像）や PET（ポジトロン断層撮影法）によって脳活動が計測できるようになり，言語の神経機

構の解明は新たな段階を迎えることになった。

　これまで失語症研究の主要対象は，脳血管疾患患者であったが，1982年に Mesulam は脳変性による 6 名の緩徐進行性失語症例を発表した。この研究は，失語症研究に新たな窓を開き，脳変性疾患による失語症が研究および臨床において大きな位置を占めるようになる。

　この時期に，日本神経心理学会（1981 年），日本失語症学会（1993 年，2003 年に高次脳機能障害学会と改称）が設立され，言語聴覚士もこれらの学会で活発に研究発表をするようになった。

4．充実期（2000 年以降）

1）社会的背景

　2000 年は，わが国の医療福祉環境が大きく変化した年であり，介護保険および回復期リハビリテーション病棟が開始となった。以降，言語治療は病期別リハビリテーションおよび介護保険の枠組みで提供されるようになり，2010 年には「365 日リハビリテーション」も始まった。現在は，2025 年を目途として地域包括ケアシステムの構築が進められている。国際的には，2001 年に WHO が「国際生活機能分類（ICF）」を発表した。これは ICIDH を改訂したもので，生活機能を機能，活動，参加のレベルで捉え，それに影響する要因として背景因子をとりあげることが失語症の言語治療にも広がっていった。

　近年，わが国は深刻な災害に見舞われ，1995 年に阪神淡路大震災，2011 年に東日本大震災，2020 年には COVID-19 の大規模感染が発生し，このような災害への対策は，現在の社会的課題となっている。

2）日本言語聴覚士協会の設立

　2000 年は，わが国の言語聴覚士にとって節目の年になった，それは，国家資格を有する者からなる日本言語聴覚士協会（会長 藤田郁代）が設立されたことである（図４）。2 つの協会が並立する苦しい時期を過ごした言語聴覚士にとってわが国唯一の職能団体が発足したことは大きな喜びであった。2004 年には「日本言語聴覚学会」が発足し，学術誌「言語聴覚研究」も発刊されて本分野は飛躍的に発展することになる。

3）検査の開発

　2000 年以降も特定検査の開発が続いたが，評価の領域は機能のほか，活動や参加へと拡大した。機能については，2002 年に「失語症語彙検査

26

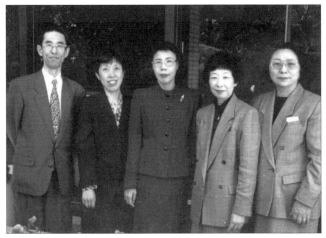

図 4　日本言語聴覚士協会設立時（2000 年）
左から佐場野優一副会長，立石雅子副会長，藤田郁代会長，
綿森淑子副会長，玉井直子副会長

（TLPA）」，2004 年に「SALA 失語症検査」が発表され，認知神経心理学的観点からの評価が充実した。

　参加・活動については，2011 年に失語症家族の介護負担感を評価する尺度として COM-B（Communication Burden Scale），2012 年にコミュニケーションの自己効力感の評価法として CSE（Communication Self-Efficacy Scale）が発表された。また，海外の SAQOL-39（Stroke and Aphasia Quality Life Scale-39）や ALA（Assessment for Living with Aphasia）が翻訳され，AIQ-21（Aphasia Impact Questionaire, Swinburn 2015）の日本語版作成も行われている。

4）言語治療

　2000 年ごろから，わが国の医療では EBP（Evidence-based Medecine）が推進され，診療ガイドラインの作成が始まった。言語聴覚分野でも，米国言語聴覚協会（ASHA）が 2005 年にエビデンスに基づく臨床（EBP：Evidence-based Practice）について声明を発表したころから EBP への理解が広がった。

　従来から失語症の言語治療は，機能・活動・参加・背景因子の問題に対処していたが，このすべての次元に対応する包括的治療が言語治療のプロトタイプとなった。また，言語治療の病期別役割が明確となり，集中的言

語治療は回復期リハビリテーションで，生活適応期の言語治療は主として介護保険のサービスで提供されることになった。これに伴い，地域における言語聴覚療法を体系化する学問領域として地域言語聴覚療法学が誕生し，そのテキストも出版された[39]。

機能訓練については，認知神経心理学的アプローチが失語症言語治療の標準的治療となり，刺激法と組み合わせて実施されることが多くなった。また新しい治療法として，CI療法（Constaint Induced Therapy）が実施されるようになり，反復性磁気刺激（rTMS）や微弱電流（tDCS）を頭部に与えて脳を刺激する非侵襲性脳刺激法の試みも行われている。このほか，医療では覚醒下手術に言語聴覚士も参加し，術前評価，タスク練習や術中マッピングに協力するようになった。

失語症の回復は長期にわたることが実証され，Lifetimeをとおして失語症がある人の活動・参加を支援する社会的アプローチが生まれた。その一つが，LPAA（Life Participation Approach to Aphasia）である。社会的アプローチは，失語症がある人のQOL（Quality of Life）を生涯にわたって支援するもので，その例として会話パートナーの養成をあげることができる。会話パートナーの養成は，カナダのKaganらによって始まり，わが国では2000年ごろから「地域ST連絡会（2004年にNPO法人「和音」）」や各地域の失語症支援組織が着手した。また，2018年からは失語症者向け意思疎通支援者養成事業が都道府県で実施されるようになった。

5）研究の動向

近年の失語症研究の進展には目覚ましいものがあるが，ここでは新しい展開がみられる領域に絞ってみていくことにする。

a．認知神経心理学的研究

2000年以降の論文を「失語症，言語治療，改善，予後」をキーワードとして「医学中央雑誌」と「言語聴覚研究」で検索すると，認知神経心理学的研究が最も多く抽出される。その研究は，情報処理モデルと関連づけたものばかりではないが，症状の基底にある障害構造を情報処理から検討している点において認知神経心理学的研究に含むことができる。

1990年代に引き続き，漢字・仮名問題はこの研究領域の主要テーマであり，トライアングルモデルと関連づけた精緻な研究が行われている[40]。語彙については，動詞の障害への関心が高まり，名詞との差異が検討されている[41〜43]。また，音韻性失名詞に関する手堅い研究もみられる[44]。統

28

語障害については，動詞処理との関係が注目され，統語障害が文処理過程の複数のレベルで生じることが明らかにされている[45, 46]。

　認知神経心理学的研究は，当初，症状の解析から始まったが，近年は治療法の検討が重視されるようになった。これは人間の情報処理機構の解明は，治療による行動変容過程の検討を抜きにして進めることができないという認識が広がったことによる。認知神経心理学的観点からの治療研究は，語彙と構文について増加しており，治療仮説を設定した精密な研究が増えている[47]。

　b．活動・参加研究

　2000 年以降の研究の特徴の一つは，活動・参加に関する研究が増加したことである。このような研究の大部分は，生活適応期の失語症がある人を対象としており，多彩なテーマが取り上げられている。

　地域言語聴覚療法については，訪問，通所，施設におけるサービス提供のあり方が検討されている。また，失語症デイ，失語症友の会活動や会話パートナー養成について実践に基づく貴重な報告がみられる。訓練・支援法については，コミュニケーション，グループ訓練，介護負担や参加の促進などについて掘り下げた研究が行われている。

　近年，失語症がある人の活動・参加や心理面の問題を質的に分析する質的研究も注目されている。

　c．言語治療のエビデンスおよび回復過程に関する研究

　失語症の言語治療効果について，2010 年ごろから海外ではランダム化比較試験（RCT）やメタアナリシスが活発に実施されるようになり，言語治療の効果が多数の研究によって実証されている[48]。また，失語症の機能回復は長期的に続くことが確認され[49]，現在ではプラトーという用語はほとんど死語となっている。さらに言語治療の効果は機能障害にとどまらず，活動・参加や心理の問題についてみることが重要であり，これらの問題に対する言語治療効果も実証されている[50]。

　わが国では，三村將氏ら[51]によって急性期・慢性期失語の言語治療効果についてメタアナリシスが実施され，多くの研究が高い言語治療効果を示したと報告されている。また，2012 年の種村純氏ら[52]の大規模研究においても言語治療効果が確認されている。ただし，わが国では RCT がほとんど存在せず，今後，エビデンスレベルの高い研究が実施されることが望まれる。

脳機能の変化との関連性については，機能画像技術の発展に伴い，脳の可塑性や機能回復の神経学的メカニズムの一端が垣間みえるようになってきた。

d．変性疾患による言語障害研究

近年，失語症研究では脳変性疾患による言語障害が大きな位置を占めるようになった。なかでも原発性進行性失語に関する研究の進展は著しく，病理学的研究や脳画像技術の発達と相まって脳と言語の関係について新しい知見を提供している。また，これらの障害に対する訓練・支援のあり方の研究も増えてきている[53]。

Ⅳ　おわりに

筆者が失語症の言語治療に携わるようになったのは1974年であり，当時は言語聴覚士という資格もなく，他分野の専門家の中には失語症の言語治療の効果に疑念を抱く人が少なからず存在した。このような状況の中で失語症の言語治療を取り組むことになった筆者は，失語症がある人への共感性を根幹に，言語治療をサイエンスとして捉え，より効果的な訓練・支援法を創出することを心に期して，これまで歩んできた。

その道はまだ半ばであるが，現在の状況を当時と比較すると雲泥の差があり，感慨深いものがある。現在では，言語治療が失語症の回復に効果があることは広く認められ，言語聴覚士は専門職として確固とした位置を占めている。このような状況は，高い志をもって言語聴覚士の専門性を追求し続けた先輩諸氏のたゆまぬ努力によって実現されたのであり，今を生きる私たちは先輩諸氏の功績について歴史から学び，それを未来に活かすことが求められている。

● 文献 ●

1）藤田郁代：わが国における言語聴覚士の歴史からみた未来へのメッセージ．言語聴覚研究　**17**：75-86，2020
2）Weisenburg, T et al：APHASIA：A clinical and psychological study. Commmonwealth Fund, New York, 1935
3）佐藤　佐：失語症實驗．順天堂医学　**M22**：445-449，1889
4）豊田武常：失語症ノ實驗．順天堂医学　**M26**：1073-1077，1893

5）渡邉榮吉：皮質運動性失語症ト二髄球麻痺及進行性筋萎縮ヲ合併セル一患者ニ就テ．岡山医学会雑誌　**5**：138-144，1893

6）井村恒郎：失語─日本語における特性．精神神経学雑誌　**47**：196-218，1943

7）大橋博司：失文法─日本語に於ける二三の特質について．精神神経学雑誌　**54**：193-200，1952

8）柴田貞雄：国立身体障害者リハビリテーションセンター日本音声言語医学会40年史．音声言語医学　**36**：536-544，1995

9）Taylor M：Understanding aphasia-a guide for familiy and friends. New York University Medical Center, New York, 1958（原田美奈子，他（訳）：失語症の看護．家族と友人のための手引き．文光堂，1960）

10）Johnson W, et al：Diagnostic methods in speech pathology. Harper & Row, New York, 1963（田口恒夫（編）：言語病理学診断法．協同医書出版，1965）

11）Schuell HM, et al：Aphasia in adults-Diagnosis, prognosis, and treatment. Harper & Row, New York, 1964（笹沼澄子，他（訳）：成人の失語症─診断・予後・治療．医学書院，1971）

12）大橋博司：失語・失行・失認．医学書院，1960

13）大橋博司：臨床脳病理学．医学書院，1965

14）笹沼澄子（編）：リハビリテーション医学全書11 言語障害．医歯薬出版，1975

15）笹沼澄子，他：失語症の言語治療．医学書院，1978

16）神山五郎，他：失語症研究の最近の動向．リハ医　**5**：165-173，1968

17）竹田契一：わが国における失語症リハビリテーションの流れ．失語症研究　**22**：103-107，2002

18）竹内愛子，他：失語症者の非言語的認知・構成能力について．リハ医　**11**：93-101，1974

19）菅井邦明：失語症患者の言語行動の再構成について─呼称機能を中心にして．リハ医　**16**：57-62，1975

20）綿森淑子，他：Bilingual 失語症2例の言語治療経過．脳と神経　**28**：77-85，1976

21）藤田郁代，他：失語症者の構文の理解．音声言語医学　**18**：6-13，1977

22）柏木敏宏，他：失語症者の日常のコミュニケーションにおける聞いて理解する能力．音声言語医学　**20**：20-28，1979

23）物井寿子，他：ブローカタイプ（Schuell III 群）失語患者の仮名文字訓練について─症例報告．聴覚言語障害　**5**：105-117，1976

24）柏木あさ子，他：失語症患者の仮名の訓練について─漢字を利用した試み．音声言語医学　**19**：193-202，1978

25）戸塚元吉，他：失語症の症状と病変部位─CT-Scan による観察．音声言語医学　**18**：94-100，1977

26）Sasanuma S：Acquired dyslexia in Japanese：Clinical features and underlying mechanisms. Colthert M,et al：Aphasia asseessment ant treatment. Almqvist & Wiksell International, Stockholm,1980, pp170-180

27）山鳥　重：失読失書と角回病変．失語症研究 **2**：236-242，1982

28）Iwata M, et al：Kanji versus Kana. Neuropsychological correlates of Japanese writing system. Trends Neurosci **7**：290-293, 1984

29）宇野　彰，他：訓練モダリティ別呼称改善のメカニズム(1)─漢字書字を用いた呼称訓練と復唱的呼称訓練．失語症研究　**5**：29-38，1985

30）小嶋知幸，他：Wernicke 失語例における呼称訓練─刺激モダリティ選択の検討．

失語症研究　**13**：237-246，1993

31)　辰巳　格：失語症への情報処理モデル的アプローチ―失語症例に対する仮名文字の読みと書字の訓練．音声言語医学　**29**：351-358，1988

32)　鈴木　勉，他：失語症患者に対する仮名文字訓練法の開発―漢字1文字で表記する単音節語をキーワードとし，その意味想起にヒントを用いる方法．音声言語医学　**31**：159-171，1990

33)　藤田郁代：日本語の失文法と錯文法の特性と回復パタン．失語症研究　**11**：96-103，1991

34)　Hagiwara H：The breakdown of functional categories and the economy of derivation. Brain Lang　**50**：92-116, 1995

35)　McReynolds LV, et al：Single-subject experimental designs in communicative disorders. University Park Press, Baltimore, 1983（西村辯作，他（訳）：単一被験者治療実験法．学苑社，1989）

36)　綿森淑子：失語症の長期予後と発症時年齢―長期経過後の言語機能および非言語機能について．音声言語医学　**23**：227-243，1982

37)　福迫陽子，他：失語症患者の言語訓練経過(I)―タイプおよび年齢による差異について．音声言語医学　**25**：295-307，1984

38)　佐野洋子，他：SLTA成績にみる失語症状到達レベル―病巣と発症年齢に関する検討．失語症研究　**12**：323-336，1992

39)　半田理恵子，他：地域言語聴覚療法学．医学書院，2019

40)　伏見貴夫，他：漢字・仮名で書かれた単語・非語の音読に関するトライアングル・モデル(1)．失語症研究　**20**：115-126，2000

41)　山下主子，他：動詞の想起障害と助詞の誤りが顕著な失語症の一例．失語症研究　**20**：319-326，2000

42)　瀧澤　透：失語症患者の呼称における名詞と動詞緒二重乖離．神経心理学　**18**：84-91，2002

43)　浦野雅世，他：動詞の理解／産生が二方向性に障害された1例．高次脳機能研究　**37**：339-346，2017

44)　水田秀子，他：音韻性失名詞の4例．神経心理学　**21**：207-217，2005

45)　菅野倫子，他：失語症の文章話における動詞提示の効果―非流暢性失語例と流暢性失語例の比較．言語聴覚研究　**4**：141-149，2007

46)　藤田郁代：統語障害―日本語の失文法．高次脳機能研究　**3**：1-11，2013

47)　中村　光：呼称障害と意味セラピー―1失語例における訓練効果研究．総合リハ　**33**：1149-1154，2005

48)　藤田郁代：入門講座　リハビリテーション医療のエビデンス―言語聴覚療法・1　失語症．総合リハ　**48**：49-56，2020

49)　中川良尚，他：アナルトリーを伴わない失語症の長期予後について―SLTA成績と病巣からの検討．高次脳機能研究　**24**：328-334，2004

50)　中村やす，他：失語症者の心理・社会的側面の改善を目的としたグループ訓練．高次脳機能研究　**23**：261-271，2003

51)　三村　將，他：わが国における失語症言語治療の効果，メタアナリシス．高次脳機能研究　**30**：42-52，2010

52)　種村　純，他：失語症言語治療に関する後方視的研究―標準失語症検査得点の改善とその要因．高次脳機能研究　**32**：497-513，2012

53)　佐藤睦子，他：進行性非流暢性失語に対する言語聴覚療法―発語失行，純粋語聾，失音楽で発症した一例．高次脳機能研究　**38**：204-210，2018

第3章　高次脳機能障害 〜認知症を含む〜

綿森淑子・鈴木勉

Ⅰ．高次脳機能障害とは

　脳損傷後のさまざまな神経心理学的障害をわが国で「高次脳機能障害」と呼ぶようになったのは，1980 年前後と思われる。上田敏は総合リハビリテーション 11 巻 8・9 号（1983 年）に「特集 高次脳機能障害」を企画し，高次脳機能障害が患者の生活に及ぼす「困難・不自由・不利益」は重大であり，リハビリテーション（以下，リハ）の立場での研究と，診断学およびリハ・プログラムの確立が急がれると指摘した[1]。

　1996 年，脳外傷，低酸素脳症などの後遺症で重度の認知機能障害をもつものの，身体障害が軽度のために法律的な救済が受けられない若年脳損傷者の問題が国会で取り上げられた。家族会の熱心な活動を背景に，厚生労働省は 2001 年からの 3 年間，「高次脳機能障害支援モデル事業（以下，モデル事業）」を実施し，これまで法律の対象にならなかった人々に対して医療・福祉サービスへの門戸を開くために"行政的"な「高次脳機能障害」の診断基準を策定した[2]。2004 年 4 月には，高次脳機能障害に対する医学的リハが診療報酬の対象とされ，「認知リハ」の提供が進んでいった[3]。一方でこの用語がマスコミなどを通じて一般用語化し，学問的な「高次脳機能障害」に含まれる障害との間で誤解や混乱が生じるようにもなった。これら 2 種の高次脳機能障害の関係について原[4] は，次のように整理している。

　「高次脳機能障害」とは，脳損傷による認知機能の障害（cognitive dysfunction）の総称である。診断においては，以下の個別の名称でもって表現される必要性がある。

・従来から知られている，大脳皮質症状としての高次脳機能障害：失語，失行，失認，ゲルストマン症候群，地誌的障害，視空間認知障害など。
・新たに提案された診断基準による記憶障害，注意障害，遂行機能障害，社会的行動障害など。

　脳損傷を受けた直後からしばらくは医療の場での治療が中心となり，高次脳機能障害の存在が検査や訓練場面で確認され，リハを通じて一定の改善が得られる。しかし，長期的には障害認識の困難さなど，生活面の問題が持続する[5]。家庭に戻ったところで気づかれるのが情動面や社会的行動面など，さまざまな問題である。急性期や回復期リハの場で働く言語聴覚士にとっては，生活に戻ってからの当事者や家族の状況をイメージすることが困難で，長期的視野に立った関わりがしにくいという特徴がある。

　本稿のタイトルに併記されている「認知症」は，疾患の性質上「進行性」であり，「高次脳機能障害」には含めない立場もあるが，症状の主体は「高次脳機能障害」による生活障害なので，ここに含める。なお，紙数の関係で，これら幅広い領域について過不足なく言及することは難しく，筆者らが直接・間接に関わった内容に限られることをお断りしておく。なお当時の状況を彷彿とさせる文中のコラムは鈴木勉によるものである。

II. 笹沼澄子先生の仕事とわが国における神経心理学の発展

　失語症の研究ではあまりにも有名な笹沼澄子先生だが，東京都老人総合研究所時代，後年の「高次脳機能検査老研版」の基礎となった神経心理学的検査の開発を指導した。さらに，1970年代後半からは読字に関する認知神経心理学的研究で世界にその名を知られることになった。

　高齢化率が7％にすぎなかった1972年，いち早く高齢社会を見据えた東京都は，養育院付属病院（以下，病院。のちの東京都老人医療センター，現在は東京都健康長寿医療センター）に併設してわが国初の老化，老年病の総合的研究施設，東京都老人総合研究所（以下，老研。現在は東京都健康長寿医療センター研究所）を開設した。米国で言語病理学のPh.D.を取得した笹沼先生が老研言語聴覚研究室初代室長に就任，しばらくは病院の

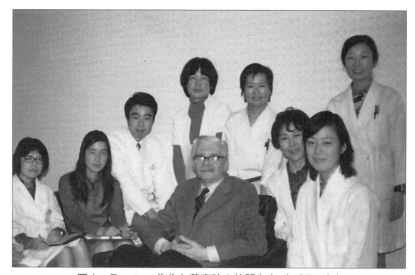

図1　Benton先生と養育院の仲間たち（1974年）
Benton先生を囲んで，左から物井寿子氏，藤林眞理子氏，遠藤尚志氏，鎌倉矩子氏，福迫陽子氏，笹沼澄子先生，森和子氏，筆者の綿森淑子

言語聴覚科長を兼任した。病院では高齢者のリハに重点がおかれ，言語聴覚科にはまだ国家資格のなかった言語聴覚専門職員4名の定員がつき，鈴木勉は国立聴力言語障害センター附属聴能言語専門職員養成所を卒業後1973年に入職した。当時日本では医学の進歩と栄養の改善により寿命が延長し，脳卒中が大きな課題となり，各地にリハ病院ができ，失語症の治療も始まっていた。しかし，標準化された失語症検査法はなかったことから，笹沼先生はそれまで使われていた「Schuell-笹沼失語症鑑別診断検査」を見直し，後に「失語症鑑別診断検査（老研版）」となる検査の標準化研究を開始した。綿森は，老研言語聴覚研究室研究員として失語症検査と各種言語評価法などの開発に携わった。ほどなく笹沼先生は米国の母校アイオワ大学から著名な神経心理学者，Arthur Benton教授（以下，Benton先生）を招聘し，未知の人物の「顔の認知検査」，「三次元積木検査」など右大脳半球機能を調べる各種神経心理学的検査の研究に着手した（**図1**）。これらの検査は，後に「高次脳機能検査老研版」[6]に取り入れられ，失語症と認知症の比較研究などに使われた。

　1978年には神経心理懇話会（後の日本神経心理学会）が発足，1984年

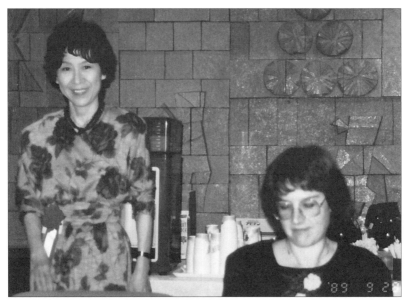

図2　第13回日本神経心理学会会長笹沼澄子先生と特別講演演者Karalyn
先生（板橋区立文化会館：1989年）

に機関誌「神経心理学」が発行された。同時期に日本失語症学会も発足し，
機関誌「失語症研究」が発行された。同学会は「標準失語症検査（SLTA）」
の開発・市販，講習会の実施などを通じて失語症リハの普及に貢献した。「モ
デル事業」実施を受け，2003年に学会名を「高次脳機能障害学会」と変
更し，機関誌も「高次脳機能研究」となった。この学会は神経心理学的検
査法の開発に力を入れ，「Trail Making Test 日本版（TMT-J）」（2019）
に至るまで7種の検査法を出版している。笹沼先生はいずれの学会でも発
会当初より主要メンバーとして重要な役割を果たし，学会場ではその幅広
い学識とともに常に笑顔を絶やさぬ華やかな雰囲気で周囲の人たちを魅了
する存在だった。各学会では，1970〜80年代にかけて失語症，失行症，
失認症など局在性の脳機能障害に関する発表が増えていった。言語聴覚臨
床家による失語症以外の神経心理学的研究としては，竹内ら[7]の右半球障
害におけるコミュニケーション障害の研究のほか，国際誌に掲載された
Kashiwagiら[8]の脳梁損傷例における空間的注意機能の研究やSekiら[9]
の半側空間無視と空間性失書の研究が特筆される。CT，MRIなど脳の画
像診断法の発達とともに脳機能についての研究は，さらに深化していった。

　一方，1980年前後から言語をはじめとする人間の多彩な高次（認知）機能を脳の情報処理過程に置き換えてモデル化し，人間の情報処理の本質を探ろうとする認知神経心理学が研究の流れに大きな変化をもたらすようになった。笹沼先生は国際学会において日本人失読例における漢字と仮名単語の読みの差の発現機序をLogogen Modelにより説明し，異言語間の失読症状に関する比較研究の重要性に光をあてた[10]。1988年以降は，毎年のように英国の認知神経心理学者Karalyn Patterson先生（以下，Karalyn先生）を招聘し，共同研究を続けた（図2）。この研究は，その後認知症の人における読みの能力の比較研究にも広がり発展した。

――― コラム① ―――――――――――――――――――――――――――――

認知神経心理学的研究への参加（Karalyn先生との共同研究：音韻失読など）

鈴木勉

　笹沼先生は，Benton，Geschwind，Benson，Darleyなど著名な学者が来日すると老人研に招いて講演を依頼し，病院の言語聴覚科職員も講演を聞くことができた。本や論文で名前を見る著名な人ばかりで，脳機能についての視野を広げるうえで大きな刺激になった。

　1990年前後には，Karalyn先生が来日されるたびに，研究対象にふさわしいケースがいるかどうか，病院に問い合わせがあった。たまたまある年は音韻失読のケース[11]，別の年は原発性進行性失語[12]と，2度私のケースが共同研究の対象になった。Karalyn先生にはTaeko Wydell先生という英語が堪能な日本人の認知神経心理学者が同道し通訳してくれたので，言葉についての心配はなかった。

　はじめに私がそれまでの検査結果と訓練記録をもとに，症状の特徴や経過を説明し，直接ケースを観察してもらった。その後，3人で症状を分析し，その中で浮かび上がった問題点を明確にするために，手持ちのデータでは十分でない部分について新しい検査を手づくりした。その検査を実施して，結果を分析し，さらに検討を進めた。Karalyn先生がケースの分析を進めていく手際は鮮やかであった。この頃私は，他の失読や失書などのケースを経験したが，これらのケースの訓練に際しても，Karalyn先生と一緒にケースを分析した経験が役立った。

Ⅲ. 認知症の人へのコミュニケーション支援

　1970年代後半から綿森は，東京大学医学部附属病院リハ部で脳損傷ケースの評価・治療を担当することがあった。記憶障害のケースや言語に加えて認知面の問題が徐々に進行する認知症の人などとかかわり，これまで経験したことのない領域の障害に関する評価法や対応法を考える機会となった。Benton の神経心理学的検査を含む言語・非言語検査バッテリー（後に「高次脳機能検査老研版」の基礎となった）を定期的に実施することにより，アルツハイマー病の人の経過を初期から数年間フォローし，比較的長期にわたり保たれる機能と，低下の著しい機能があることを明らかにするとともに，当事者，家族への支援についても試行錯誤した。この事例は，前述の総合リハの「特集　高次脳機能障害」に掲載された[13]。さらに，1983年の米国言語聴覚学会（ASHA）にて本例の談話障害の進行と音韻面の保持などの経過に焦点をあてて発表した。この発表を通じてアリゾナ大学の Bayles 教授（以下，Bayles 先生）と知り合った。Bayles 先生[14]は，談話の研究をとおして認知症の人のコミュニケーション障害の基盤には，記憶障害があることを指摘し，「認知症における言語・コミュニケーション障害」を speech-language pathologist（以下，SLP）の新たな臨床領域として確立した人である。認知症の人にも保たれている能力を引き出し，改善させる具体的な方法を示すことによって，他職種や家族とのコミュニケーションを支援することは言語聴覚士の重要な役割である。わが国では坊岡ら[15]がこのテーマに取り組んでいる。

　養育院付属病院では，年々増加する高齢失語症患者について認知症との相違点を明らかにする必要性が認識されるようになった。言語聴覚科長の福迫ら[16]は，壮年失語症者と老年失語症者の言語訓練成績を比較した結果，老年群では訓練による改善例が少なく，到達レベルも低いこと，認知機能低下を合併する例が多いことなどを報告した。さらに福迫ら[17]は，「高次脳機能検査老研版」を用いて失語症者と認知症者の比較研究を行い，両者の相違を明らかにした。すなわち，失語症者では言語機能面の低下が目立ったものの，見当識と視空間認知・構成面が保たれること，さらに「物語の記憶」課題では，いったん記憶された情報は時間経過後も保持された。一方，認知症者では見当識と視空間認知・構成面の障害が特徴的で，「物語

の記憶」では当初記憶・再生できた情報も時間経過後には顕著に減衰した。このように1990年代は失語症と認知症の神経心理学的側面における違いに関心がもたれたが，認知症への具体的対応に結びつけた検討は少なかった。Sasanuma & Patterson[18]は認知症の人の漢字単語の音読と読解の障害パターンを比較し，日本人の認知症者では読解能力に低下があるが，音読能力は保たれることを明らかにした。2000年代に入り，Bourgeois[19]は認知症の人にも保たれる読みの能力を利用して，日常生活での記憶補助や介入に役立てるための読みの評価法を考案，これは後述するモンテッソーリ法によるケアのための評価の中でも一部利用されている[20]。本多はこれを日本人向けに改訂[21]，認知症の人の談話への介入ツールである「思い出ノート」などに文字情報を活用することの意義を示した[22]。

　介護保険制度開始（2000年）とともに高齢者施設への言語聴覚士配置が制度上に位置づけられ，高齢者施設で働く言語聴覚士は増加の一途をたどった。しかし，資格取得から日も浅く，年齢も若い彼／彼女らは，重複した複雑な障害をもつ利用者や，生活の場での介入という課題に直面することになった[23]。このことは2003年実施，2005年報告の「介護保険施設における言語聴覚療法の現状と課題についての実態調査」[24]でも裏づけられた。施設に勤務する言語聴覚士の多くが若く，経験も少なく，一人職場であること，さらに従来の言語聴覚療法の方法論では対応が困難な事例も多く，「生活の場でのコミュニケーションや活動，参加への働きかけを行うための取り組みと方法論の確立が急がれる」との指摘がなされた。

　この報告から10年が過ぎた2015年実施，2020年報告の「認知症に関する言語聴覚士のかかわりについての調査」[25]では，回答者の80%以上が所属する医療の場でも臨床業務の対象者の中に認知症の人の占める割合が高いことが示された。この調査では，嚥下機能への介入は多かったものの，認知症の人のコミュニケーションや生活機能の改善を目指したリハ技法についての実践は少なかった。また，認知症に合併することも多く，コミュニケーションや生活に大きな影響を与える聴覚障害の評価や対応[26,27]もあまり行われていないことが指摘された。

　2000年代初頭に綿森は，認知症の人の生活機能の改善につながるエビデンスのある非薬物療法として間隔伸張法（SR法）とモテッソーリ法を紹介した[28,29]。SR法は高次脳機能障害者の機能改善技法[4,32]として定着しているほか，高齢者施設などの多職種[30,31]にも利用されている。パーソン

センタード・ケアとモンテッソーリ哲学を結びつけた「高齢者と認知症の人のためのモンテッソーリ法」[20]は，支援のある環境を提供することにより，認知症の人たちの生きがいと生活機能を維持する方法である。著者のBrush は SLP の視点から，対象者一人ひとりの背景や保たれた機能を評価し，ていねいに段階づけたさまざまな活動を当事者とともに選択して実践する方法を提唱している。

Ⅳ．記憶障害へのアプローチ

1982 〜 83 年に，東京大学医学部附属病院リハ部の医員であった原寛美先生から前交通動脈瘤クモ膜下出血後のケースについて，記憶障害の評価法を尋ねられたことをきっかけに，綿森は日常生活に重大な影響を与える記憶障害の人の生活面での評価や治療・介入の方法について情報収集をはじめた。ネットのない時代で，海外の文献を図書館で調べるしか方法がなかったが，英国の Barbara Wilson（以下，Barbara 先生）による記憶障害についてのビデオを購入することができ，「リバーミード行動記憶検査（RBMT）」を知った。日常的な状況の中で記憶課題を実施する方法は，当時標準化研究を行っていた実用コミュニケーション能力検査（CADL）と共通する部分もあり，Barbara 先生に手紙を書いたところ，折り返し検査用具一式が届き，日本版について検討してほしいとの依頼がついていた。図3は，1990 年に京都で開催された国際臨床心理学会に参加した Barbara 先生ご夫妻と RBMT 日本版開発について話し合いを行った時の写真である。その後，RBMT 日本版の作成[33]と標準化研究[34]を進めるかたわら Barbara 先生の著作の翻訳を行い，1997 年に「記憶障害患者のリハビリテーション」[35]として出版した。

Barbara 先生は，記憶障害患者に適した学習法，エラーレス学習（EL 法）や SR 法などのエビデンスを研究し，医療の場から生活の場への移行過程にある脳損傷者を対象に認知・情動・行動・社会的側面のすべてに働きかける包括的かつ全人的なプログラムである「神経心理学的リハビリテーション」の具体像を確立した。自らが設立した Oliver Zangwill Centre の治療的環境を通して理論と実践を統合し，発展させた[36]ことでも知られる。脳損傷の人々と関わりをもって 43 年，Barbara 先生がこれまでに出版さ

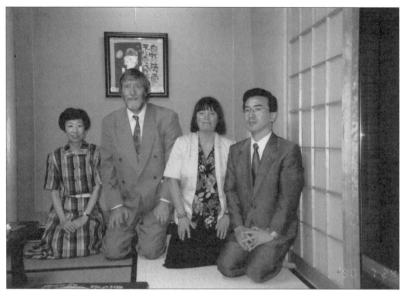

図3　Barbara 先生ご夫妻と原寛美先生，綿森淑子（京都大学医学部紫蘭会館：
　　　1990 年）

れた 28 冊の著書は，科学的視点に加えて当事者や家族の思いの大切さを
教えてくれる。主だった著書 6 冊が邦訳され[35〜40]，高次脳機能障害のリハ
に関わるわが国の専門家にとっての道しるべとなっている。

──── コラム②

はじめての記憶障害訓練 　　　　　　　　　　　　　　　　　鈴木勉

　私がはじめて記憶障害の訓練に取り組んだのは，1992 年である。神経
科の医師から言語聴覚科に，前交通動脈瘤破裂により記憶障害になった
50 代の方の訓練依頼があった。障害は言語障害ではないうえに，言語聴
覚科のスタッフの中には，記憶障害の訓練を経験した者はいなかったので，
引き受けることにためらいがあった。しかし，神経科の医師の熱心な依頼
に応えようということになり，私が担当となった。当時まだ記憶障害は，
リハの対象とは考えられていなかったと思う。
　訓練を引き受けたものの，何から手をつければよいかわからなかった。
そこで老研の綿森淑子先生のところに相談に行った。するとなんと綿森先

生が，B.Wilson 編集の「Clinical Management of Memory Problems（初版）」[41] をお持ちで，その場で貸して下さった。外国では，専門書が出版されるくらい記憶障害の訓練が進んでいるのかとたいへん驚いたが，この本を持っていた綿森先生の情報のアンテナの高さにもびっくりした。訓練を始めてからも，綿森先生にはしばしば助言をいただいた。

早速 Wilson の本を読み始め，文字通り泥縄で検査と訓練にとりかかった。長期目標を「外的補助手段を使った日常生活の自立」，短期目標を「訓練時間がきたら，促されることなく，自力で病室から言語室に行き，訓練終了後病室へ戻ることができる」とした。訓練では，補助手段として訓練時間を知らせるアラーム・行動についてのメモ・言語室までの地図などをベッドサイドにおいた。私は，アラームが鳴る前に，密かに病室の前の看護室に身を潜め，アラームが鳴った後の患者さんの反応と動きを観察した。

発症後4カ月目より訓練を開始し，3カ月間の訓練後，自宅退院となった。その時点では短期目標については，行動は改善しているものの，未だ不確実であった。退院後は院内に開設されていたデイホスピタル（現在のデイケアに近い）に通院した。そこと言語室の間の往復を中心に訓練を行い，4カ月で可能となった。その時点で会社側と話し合いを行い，配置転換をして復職することになり，発症後1年で訓練を終了した。なお，日本版リバーミード行動記憶検査（RBMT；試案1）でも改善が確認された。入院後の訓練開始時の RBMT は重度，退院時には改善はみられたものの依然として重度，訓練終了時は中度であった（重症度分類は，英国版データに準じた）。

失語症訓練とは違い，訓練室外を動き回る訓練は新鮮であった。また，記憶障害そのものに働きかけるのではなく，適切な補助手段を効果的に使用することが重要であるという記憶訓練の考え方が興味深かった。

Ⅴ．高次脳機能障害をもって生きる〜医療サービスを離れてからの課題

高次脳機能障害のある人へのモデル事業が始まって20年，病院などでの多職種連携による認知リハ（神経心理学的リハ）には一定の効果が確認されている[2]。しかし，現実には高次脳機能障害は受傷発症から長期にわたり持続し，自己の障害を認識できないことも多く，家庭や社会での生活や職場復帰に困難をきたす。また，発達途上にある小児期受傷・発症のケー

スでは高次脳機能障害に気づかれないまま成長し，長じてさまざまな不適応行動に至ることなど多くの課題が浮かび上がってきている。

　このようなことから，医療の場を離れた後にもさまざまな支援が必要である。日本脳外傷友の会（現日本高次脳機能障害友の会）は設立（2000年）15周年記念事業として阿部ら[42]が「高次脳機能障害を生きる―当事者・家族・専門職の語り」を刊行し，さまざまな障害と向き合う当事者家族の実態を世の中に知ってもらうきっかけをつくった。この本の中には，成人の高次脳機能障害ばかりでなく，学齢期に脳損傷を受け，適切なリハ支援がないまま成長し，環境の変化や対人関係の問題から感情爆発や社会的行動障害を起こし，家族がさまざまな苦難に直面した事例が含まれている。この当事者は，自分のことをわかって受け入れてくれた同世代の友人に出会えた喜びを語り，当事者にしかわからない思いを共有できる当事者の会の意義は大きいと書いている。

―――― コラム③ ――――

高次脳機能障害の若者の会・小児の会の立ち上げ　　　鈴木勉

　私は，1996年に都立墨東病院に異動になった。墨東病院は救急医療に力を入れている病院で，言語室に依頼される患者さんの中には，脳外傷の若者がしばしば含まれていた。退院後彼らの中には，家で時間をもてあましたり，情緒が不安定になる人もいた。

　このような若者に接する中で，彼らを支えるには病院でのリハだけでは十分ではなく，支え合う年齢の近い仲間が必要だと思うようになった。また家族にとっても，情報交換ができ，助け合える場が必要だと思った。当時，高次脳機能障害の家族会は日本全国でもまだ数えるほどしかなかった。

　近隣の施設の言語聴覚士に声をかけ，2000年1月に墨東病院で，若い高次脳機能障害者のための集まりをもった。11家族が参加した。自己紹介の中で多くの参加者が，つらい無念な思いや周囲の無理解を涙ながらに語った。話し合いは3時間続き，参加者の間に大きな共感が広がるのを感じた。この集まりはその後隔月開催の定例会となり，名称は，「高次脳機能障害若者の会ハイリハ東京」に決まった。

　その後は，千葉県千葉リハビリテーションセンターのスタッフと協力して，2003年には千葉の若者を対象とした「ハイリハちば」，2007年には全国でも数少ない小児の会の「ハイリハキッズ」，2013年には中学生

以上の若者を対象とした「ハイリハジュニア」の立ち上げに関わった。例会では，親は話し合いを行い，当事者は調理やゲームなどを楽しむ（**図4**）。全員で屋外での活動を行うこともある。

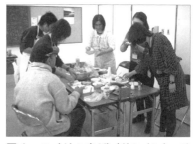

図4　ハイリハちば（サンドイッチづくり）

　モデル事業が始まった頃は，高次脳機能障害をみる世の中の目は，主に成人に向いていたが，最近では小児期発症の高次脳機能障害者が抱える様々な問題への取り組みも始まっている。NPO法人日本脳外傷友の会に属していた8つの小児支援の家族会で，2013年にキッズネットワークが結成され，2014年以降毎年宿泊イベントが行われている。

　「モデル事業」後には拠点病院が整備され，法的整備も進み，就労できる当事者も増えてきた。しかし，社会に向けたわかりやすい情報発信はまだ十分とはいえない。高次脳機能障害者の家族会が中心の「NPO法人高次脳機能障害サポートネットひろしま」では，広島県内5カ所で定期的に家族相談会を行い，年間延べ500名以上の家族・当事者や医療・福祉関係者が相談に訪れる。さらに副理事長で言語聴覚士の本多[43]が中心になって行う市民向けの講演会では生活の中ではじめてみえてくる高次脳機能障害をわかり易く解説し，高次脳機能障害のある人が社会に一歩を踏み出すための支援は，どうあるべきかを伝えている。医療のリハでは，守られた環境で「できない部分をカバーしつつ良いところを探して伸ばす」のが基本である。一方，就労支援での大きな課題は，「自分の障害に向き合う」ことである。そして，現実との葛藤の中で自分を立て直す作業に時間をかけて取り組む。このため，当事者のグループワークでは，「自分のできないこと」にも挑戦してもらう。支援員は「できていない」という事実だけを伝え，評価を加えることはない。できないために引け目を感じることのない場を作り，失敗してもそのままで受け入れられる経験を重ねる。こうして「障害を持ちながらもやっていける"（小さな）社会"がある」ことを体験的に分かってもらうところからスタートする。その上で，「できる」という"勘違い"をしている当事者に対しては，そこから脱することを支

援していく。保護的過ぎない環境で，何ができないかを知り，できなくてもやっていくための方法を学ぶことが，現実社会への一歩であると，関係者・市民に向けて発信し続けている。

　長年，地域や在宅医療の現場に携わった経験から，障害のある人が支援を受ける側に固定されている現状に疑問を抱くようになった長谷川幹先生[44]は，2009 年，ともに生きるコミュニティの発展に寄与することを目的に「脳損傷者ケアリング・コミュニティ学会」を設立し，綿森も委員として関わった。専門家や家族のみでなく，脳損傷の人たちと市民が同じテーブルについて双方向で学び合う形で地域社会全体を視野に入れた活動を開始した。第 1 回の全国大会は 2010 年に出雲市で開催され，失語症や高次脳機能障害の人たちも登壇して発表と展示を行った（山口滋・庸子：「『書の会』失語症の方のための書道教室」発表と展示，岡田尚治：「私の体験談―障害（純粋失読）と写真への取り組み」発表と展示，後藤卓也・園田尚美他：「全国失語症電子メールの会」発表）。大舞台での発表を経験したこれらの人たちは，自身の障害体験をオープンに語るようになったり，引き続きこの学会での活動に参加したり，コロナ禍で会えなくなった仲間とのZoom 友の会を行うなど，それぞれが生きやすいコミュニティづくりに向け活動をつづけている。設立以来 10 年，学会理事の 1/3 は障害のある人で構成され（高次脳機能障害を経験した言語聴覚士，関啓子氏を含む），「共に生き，相互に支え合う地域」の具現化の可能性が少しずつみえはじめている[45]。

●文献●

1) 上田　敏：高次脳機能障害とリハビリテーション医学―特集によせて．総合リハ **11**：605-608，1983
2) 中島八十一：高次脳機能障害支援モデル事業について．高次脳機能研究　**26**：263-273，2006
3) 高次脳機能障害全国実態調査委員会：高次脳機能障害全国実態調査報告．高次脳機能研究　**36**：492-502，2016
4) 原　寛美（監）：高次脳機能障害ポケットマニュアル 第 3 版．医歯薬出版，2015
5) 綿森淑子，他：生活から見えてくる高次脳機能障害―家族に学ぶリハビリテーションのヒント．高次脳機能研究　**37**：308-313，2017
6) 植田　恵：第 12 章 認知症．藤田郁代，他（編）：標準言語聴覚障害学 高次脳機能障害学 第 2 版．医学書院，2015，p221
7) 竹内愛子，他：右半球損傷者のコミュニケーション能力．音声言語医学　**30**：178-187，1989

8) Kashiwagi A, et al：Hemispatial Neglect in a Patient with Callosal Infarction. Brain **113**：1005-1023, 1990

9) Seki K, et al：Effects of Unilateral Spatial Neglect on Spatial Agraphia of Kana and Kanji Letters. Brain Lang **63**：256-275, 1998

10) Sasanuma S：Acquired dyslexia in Japanese：Clinical features and underlying mechanisms. Symposium on Deep Dyslexia, Cambridge, 1978

11) Patterson K, et al：Interpreting a Case of Japanese Phonological Alexia：The Key is in Phonology. Cogn Neuropsychol **13**：803-822, 1996

12) Patterson K, et al：Progressive aphasia and surface alexia in Japanese. Neurocase **1**：155-165, 1995

13) 綿森淑子，他：進行性痴呆の1症例に対する働きかけ―5年間の記録から．総合リハ **11**：725-729，1983

14) Bayles KA, et al：The ABCs of Dementia 2nd ed. Canyonlands Publishing, Phoenix, 1995（田中美郷（監訳）：痴呆症のケア入門．協同医書出版，2002）

15) 坊岡峰子，他：介護職者に対するコミュニケーション障害の理解とコミュニケーションスキル習得のための支援―特別養護老人ホームでの実践．言語聴覚研究 **2**：62-70，2005

16) 福迫陽子，他：失語症患者の言語訓練成績―老年群と壮年群の比較．音声言語医学 **26**：145-158，1985

17) 福迫陽子，他：高次脳機能検査（老研版）による失語症患者と痴呆患者の比較．リハ医 **29**：556-567，1992

18) Sasanuma S, et al：Nonsemantic reading in Kanji and English：Universal and language-specific features. de Gelder B, et al（eds）：Speech and Reading：A Comparative Approach. Taylor & Francis, Oxford, 1995, pp207-225

19) Bourgeois M：Memory Books and Other Graphic Cuing Systems. Health Professions Press, Baltimore, 2007

20) Brush JA：Montessori for Elder and Dementia Care. Health Professions Press, Baltimore, 2020

21) 本多留美：認知症のための読みの能力評価法．廣実真弓（編著）：気になるコミュニケーション障害の診かた．医歯薬出版，2015，pp180-182

22) 本多留美，他：アルツハイマー病の談話障害への介入的アプローチ．言語聴覚研究 **6**：39-44，2009

23) 松浦晴美，他：介護老人保健施設での言語聴覚士のあり方を模索して．コミュニケーション障害学 **22**：41-46，2005

24) 中村やす，他：介護保険施設における言語聴覚療法の現状と課題．「言語聴覚士の臨床に関するアンケート2003」実態調査報告．言語聴覚研究 **2**：41-47，2005

25) 飯干紀代子，他：認知症に対する言語聴覚士のかかわりに関するアンケート第1報―評価と介入の現状．言語聴覚研究 **17**：162-170，2020

26) 綿森淑子，他：認知症を伴う言語・聴覚障害の評価とリハビリテーション．老年精神医学雑誌 **23**：264-271，2011

27) 飯干紀代子：コミュニケーション支援におけるエビデンスの可能性―言語聴覚士の立場から自験例を通して．高次脳機能研究 **32**：466-476，2012

28) Camp, CJ：Montessori-Based Activities for Persons with Dementia Volume 1. Myers Research Institute, Beachwood, 1999
Brush, JA, et al: A Therapy Technique for Improving Memory: SPACED RE-

TRIEVAL. Menorah Park Center for Senior Living, Beachwood, 1998（綿森淑子（監訳）：モンテッソーリ法と間隔伸張法を用いた痴呆性老人の機能改善のための援助. 三輪書店, 2002）

29）綿森淑子, 他：モンテッソーリ法の活用. 江草康彦（監）：新・痴呆性高齢者の理解とケア. メディカルレビュー社, 2004

30）上杉由美：介護老人保健施設における実践―言語聴覚士の専門性と多職種間連携. 言語聴覚研究　**10**：79-86, 2013

31）Benigas JE, et al：Spaced Retrieval Step by Step：An Evidence-Based Memory Intervention. Health Professions Press, Baltimore, 2016

32）原　寛美：回復期のステージにおける高次脳機能障害リハビリテーション治療. リハ医　**56**：218-226, 2019

33）綿森淑子, 他：日本版リバーミード行動記憶検査. 千葉テストセンター, 2002

34）数井裕光, 他：日本版リバーミード行動記憶検査（RBMT）の有用性の検討. 神経進歩　**46**：307-318, 2002

35）Wilson BA, et al（eds）：Clinical Management of Memory Problems 2nd ed. Chapman & Hall, London, 1992（綿森淑子（監訳）：記憶障害患者のリハビリテーション. 医学書院, 1997）

36）Wilson BA, et al（eds）：Neuropsychological Rehabilitation Theory, Models, Therapy and Outcome. Cambridge University Press, United Kingdom, 2009（青木重陽, 他（監訳）：高次脳機能障害のための神経心理学的リハビリテーション―英国 the Oliver Zangwill Centre での取り組み. 医歯薬出版, 2020）

37）Wilson BA：Rehabilitation of Memory. The Guilford Press, New York, 1987（江藤文夫（監訳）：記憶のリハビリテーション. 医歯薬出版, 1990）

38）Clare L, et al：Coping with Memory Problems. Thames Valley Test Company, Reading, England, 1997（綿森淑子（監訳）：記憶障害のケア―患者さんと家族のためのガイド. 中央法規, 1999）

39）Wilson BA：Case Studies in Neuropsychological Rehabilitation. Oxford University Press, United Kingdom, 1999（鎌倉矩子, 他訳：事例でみる神経心理学的リハビリテーション. 三輪書店, 2003）

40）Wilson BA, et al：The Brain Injury Rehabilitation Workbook. The Guilford Press, New York, 2017（廣実真弓（監訳）：ワークブックで実践する脳損傷リハビリテーション. 医歯薬出版, 2018）

41）Wilson BA, et al（eds）：Clinical Management of Memory Problems. Croom Helm, London, 1984

42）阿部順子, 他（編著）：高次脳機能障害を生きる―当事者, 家族, 専門職の語り. ミネルヴァ書房, 2015

43）本多留美：呉市自立支援協議会・NPO法人高次脳機能障害サポートネットひろしま 高次脳機能障害講演会～「見えない障害」のみかた, 2021

44）長谷川幹：リハビリ―生きる力を引き出す. 岩波書店, 2019

45）長谷川幹：ケアリングコミュニティとは. 地域リハ　**15**：280-283, 2020

第4章　言語発達障害

小寺富子・倉井成子

Ⅰ. 概　観

　わが国に聴覚，音声・言語機能に障害をもつ人の医療・福祉の総合的リハビリテーション施設が国立ではじめてできた 1958 年から 2020 年まで，言語発達障害に関する主な出来事，臨床（現在よく使われる検査や働きかけがいつごろから用いられ始めたか），研究（評価・訓練法の検討），教育（養成・研修・講習），用語の変遷，言語聴覚士の仕事の道具などを振り返ってみる（**表1**）。筆者らは，1960 〜 2000 年代はじめまで国立聴力言語障害センター，国立（身体）障害者リハビリテーションセンターの職員であったので，自分たちの経験が記述の中心になってしまうことをご容赦願いたい。

　1958 年に開設された国立ろうあ者更生指導所は，①収容（入所）して更生に必要な治療・訓練を行い社会復帰を図る，②外来で年齢・原因を問わずに必要な相談・治療を行い障害の軽減を図ることを目的とした。聴覚と音声・言語に関する臨床サービスは聴能課と言語課が担当した。言語聴覚士の職名は，おのおの「聴能訓練専門職」と「言語訓練専門職」に分かれていた。初代の言語課長は田口恒夫先生，わが国初の言語聴覚士は船山美奈子先生であった。

　1964 年に国立ろうあ者更生指導所は国立聴力言語障害センターに改称され，外来における指導と訓練の強化が図られた。

　1960 年代の小児の臨床では，非指示的なプレイセラピーが主流であった[1]。

　1970 年ごろから行動療法（行動分析学）が自閉症に用いられ始めた[2]。

　1971 年に国立聴力言語障害センターで聴能言語専門職員の養成が開始

表 1　言語発達障害関連の主な出来事（1958 ～ 2020 年）

西　暦	主な出来事
1958 年	・国立ろうあ者更生指導所開設：「言語発達遅滞」の臨床開始．組織規程に「音声，言語障害の相談，診療および言語訓練，調査研究」が明記
1964 年	・上記施設が，国立聴力言語障害センターに改称〔1979 年に国立（身体）障害者リハビリテーションセンターに統合〕
1968 年	・国立聴力言語障害センターで言語発達遅滞の集団臨床実施 ・国立聴力言語障害センターで症例研究開始 ・非指示的なプレイセラピー（60 年代，小児によく用いられたアプローチ）
1970 年	・自閉症児の行動療法
1971 年	・国立聴力言語障害センターに聴能言語専門職員養成所設置
1972 年	・国立聴力言語障害センターで紀要が発刊
1973 年	・ITPA 言語学習能力診断検査
1977 年	・日本聴能言語士協会と日本音声言語医学会に言語発達遅滞検査法委員会発足（検査法の検討開始）
1978 年	・絵画語い発達検査（PVT）
1980 年	・DSM-Ⅲ「広汎性発達障害（PDD）」 ・言語発達遅滞検査法＜試案 1 ＞：記号－指示内容関係（7 段階）
1983 年	・障害児の早期教育（ポーテージプログラム）
1985 年	・インリアル（INREAL） ・自閉症児の治療教育プログラム〔テイーチ（TEACCH）〕
1986 年	・語用論的アプローチ
1987 年	・日本音声言語医学会言語委員会言語発達遅滞小委員会発足（検査・訓練法の検討） ・言語発達遅滞研究会が＜試案 1 ＞の検査法講習会開始
1989 年	・言語発達遅滞検査法＜試案 2 ＞：記号形式-指示内容関係（5 段階）
1991 年	・＜試案 2 ＞を「国リハ式＜S-S 法＞言語発達遅滞検査」に改名 ・言語発達遅滞研究会が＜S-S 法＞訓練法講習会開始
1992 年	・拡大・代替・コミュニケーション AAC（Beukelman らの初版本）
1994 年	・DSM-Ⅳ（精神遅滞，学習障害，コミュニケーション障害，広汎性発達障害，注意欠陥・多動性障害） ・質問-応答関係検査
1997 年	**・言語聴覚士法制定**
1998 年	・知的障害者福祉法：精神薄弱から知的障害へ（精神薄弱者福祉法 1960 年）
2004 年	・発達障害者支援法（広汎性発達障害，学習障害，注意欠陥・多動性障害）
2005 年	・LC スケール（学齢版として LCSA2012）
2006 年	・小学生の読み書きスクリーニング検査（STRAW）
2007 年	・特殊教育から特別支援教育へ移行（学校教育法一部改正）
2013 年	・DSM-5「自閉症スペクトラム障害（ASD）」「知的能力障害」「特異的学習障害」 ・ひらがな文字検査（HITSS） ・対人コミュニケーション行動観察フォーマット（FOSCOM）

され，1972年には同センターで紀要の発行が始まった。

1970年代には，ITPA言語学習能力診断検査[3]や絵画語い発達検査（PVT）[4]などが市販された。

1977年に日本聴能言語士協会と日本音声言語医学会の共同による言語発達遅滞検査法委員会で検査法の検討が開始され，1980年，言語発達遅滞検査法〈試案1〉[5]がつくられた。

1980年代には，言語を含む全般的発達やコミュニケーションの発達を援助する方法が紹介・提案され始めた。それらは米国に由来するものが多かった。ポーテージプログラム[6]，インリアル[7]，ティーチ[8]，語用論的アプローチ[9]などである。

1987年に日本音声言語医学会言語委員会言語発達遅滞小委員会が発足し，1997年まで10年間，検査・訓練法について検討が重ねられた[10]。1989年に言語発達遅滞検査法〈試案1〉は，〈試案2〉[11]に改訂された。1991年に〈試案2〉は国リハ式〈S-S法〉言語発達遅滞検査に改名され，今日に至る[12]。

1990年代には，拡大・代替・コミュニケーション（AAC）の考え方[13]や特異的言語発達障害（SLI），注意欠陥・多動性障害（ADHD）が紹介された。また，学習障害（LD）は，1960年代から米国ではその存在が注目され，わが国でも1970年代から取り上げられた[14]。1999年に文部省（文部科学省になったのは2001年）から学習障害の教育モデルが示された。

1997年，言語聴覚士法が制定され，2000年に日本言語聴覚士協会が設立された。

その前後に多くの検査がつくられ，評価・検査の対象が拡大した。質問－応答関係検査[15]，LCスケール―言語・コミュニケーション発達スケール[16]，小学生の読み書きスクリーニング検査（STRAW）[17]，LCS学齢版言語・コミュニケーション発達スケール[18]，対人コミュニケーション行動観察フォーマット（FOSCOM）[19]，ひらがな文字検査（HITSS）[20]などが作成された。以後今日まで，継続的な訓練の報告が増え，また言語聴覚士の働く場は，医療や福祉機関から特別支援学校や通園施設での関わり，保育園・幼稚園の巡回相談，訪問リハビリテーションの一貫としての言語発達障害児を対象とした活動など徐々に広がっている。

Ⅱ．黎明期

　言語発達の遅れ「言語発達遅滞」についてみると，1958 年の国立ろう
あ者更生指導所開所時から臨床の対象となり，相談件数は開所時の事業概
要には 115 名と記されている。その後，1964 年に国立聴力障害センター
へ改名されるまで平均すると，年に 100 名前後の相談があった。それに対
する措置は，ほとんどが診断および助言・指導で，訓練的な関わりはあま
りなかったようである。

　国立聴力言語障害センターに名称が変わった年，米国で言語病理学
Ph.D（博士）を取得された神山五郎先生が各種の「お土産」をもって帰国，
第 2 代言語課長に就任された。その「お土産」は，言語障害の諸テキスト，
米国言語聴覚協会（ASHA）の文献，スピーチチェイン「ことばの鎖」の
原本と映画フィルム，言語聴覚士養成カリキュラムを検討するための大学
便覧多数，モンローという名の卓上電卓（**図 1**：当時，計算はそろばんで
行っていた）などであった。これらは，その後の日本の言語聴覚士の質を
高める母乳・粉ミルクになったように思える。

1．困惑期

　筆者らが言語発達の遅れにはじめて接した 1965 年ごろ，言語発達の遅
れに関する訓練指導の情報がまったく不足しており，「たくさんことばを
かける」「ことばのお風呂に入れる」などのことばの衛生（スピーチハイジー
ン）が主な内容の助言・指導が中心であった。1966 年ごろ，小学校低学
年の言語発達の遅れのある子どもをもつ母親から「発音のお子さんは訓練
を続けてもらえるのに，うちはもう終わりですか。障害の重い子ほど 2 年
でも，3 年でも訓練を続けてほしい」といわれたことが強く記憶に残って
いる。その時の言語聴覚士の胸の内は「訓練の方法・プログラムがまだな
く，引き出しもほとんどなく，あったとしても中身は空なのです」という
悲しくて申し訳ない思いで一杯だった。そのころの参考書はナンシー・ウッ
ドの「言語発達の遅れ」[21] ぐらであった（**図 2**）。余談だが，あとに市販
された ITPA 言語学習能力診断検査の勉強会が，そのころ言語障害研究
会（平井昌夫会長）主催で開かれ，講師の田口恒夫先生のことば「ITPA
は "イツパ" じゃないですよ」がおかしかった。

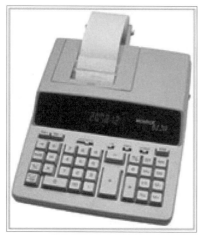

図1 モンローという名の卓上電卓
（に類似したもの）

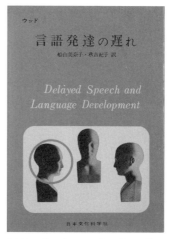

図2 ナンシー・ウッドの「言語
発達の遅れ」

　1968年に言語発達の遅れの相談待機リストが膨れ上がったため，当時の神山五郎先生から何か対策を立てなければならないという指示があり，約200名の言語発達遅滞児の臨床的対応を集団で行うことが始まった。数名の言語聴覚士が数名のケースからなるグループの初診面接・評価を行い，半年程度集団で訓練・指導を行う，並行して症例研究で個別的な働きかけをするというものであった。

　初回面接や評価に使用した教材は，遠城寺式乳幼児分析的発達検査法[22]，ことばのテスト絵本[23]，お茶の水式言語能力発達質問紙[24] などである。そして，訓練・指導に何を取り上げ，どうやるかを従来の臨床手続きの見直しや文献探索をとおして検討した。言語症状を整理する視点として，理解・表現の発達レベルと遅滞の要因が考えられたが，知的障害だから効果がない，自閉的だから訓練できないなどと，言語聴覚士は何もやらない前から悲観主義に陥りがちであった[25]。1960～1970年代の言語発達遅滞の臨床では，言語発達促進（働きかけを継続して行う）の言語訓練プログラムがほとんどないことが最大の問題であった。

2．困惑期からの脱出

　アーウィンら[26] の示唆により，言語発達遅滞の要因への配慮は当然だが，要因が何であれ言語症状を中心に評価・訓練することが言語聴覚士の仕事

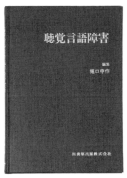

図3　日本初の全般的な
　　　テキスト

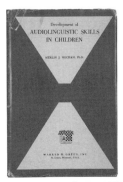
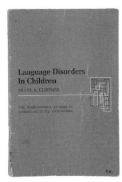

図4　米国の言語発達遅滞のテキスト

と考えられるようになった。1970年ごろ，心理学の松村康平教授（お茶の水女子大学）の「おのおのの専門職は専門領域について自律した系をもつべき」という助言や，上司であった柴田貞雄課長から「言語発達遅滞の言語（language）に対して直接的アプローチを考えるべき」という助言に後押しされて，言語発達遅滞について言語治療の領域で〝言語聴覚士のことばによる（＝言語聴覚士の対象と方法の明確化を目指す）臨床〟が加速された。

　1980年に「聴覚言語障害」[27]が刊行された（**図3**）。これは日本ではじめてのまとまったテキストである。本書で堀口申作国立聴力言語障害センター所長は「本邦には本邦としてこれから発展すべき言語治療学を確立しなければならない，（中略）日本的な言語治療学として一つのまとまった本を書きたいという念願によってできたものである」と述べている。その刊行に向けて，1976年に言語発達遅滞の評価・訓練の指針を筆者らもつくることになった。この取り組みは，その後の言語発達遅滞検査法〈試案1〉につながっていく。

　話が前後するが，1971年に国立聴力言語障害センター聴能言語専門職員養成所が設置され，言語発達遅滞などについてセンターの職員が講義を担当することになった。学生たちとそれほど年齢も違わず，それこそ「若輩」で，講義する内容の引き出しもほとんど空っぽだったわれわれ職員は，何を講義するかを徹夜に近い状況で毎回準備した。はじめは文献購読〔ミーカム（**図4左**），クレフナー（**図4右**）〕[28, 29]が中心だったが，冷や汗たらたらで日々を過ごしていた。

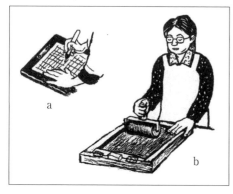

図5　謄写版印刷（ガリ版）
a：ヤスリ盤で原紙をつくる
b：インクをつけて刷る

　日々の臨床は，言語・心理・聴能の専門職が担当したが，言語発達遅滞には欠かせない小児神経科医師が常勤ではいない時に，外来医師として鈴木昌樹先生（小児科学；東京大学）が定期的に発達遅滞児の診療を行い，貴重な助言をもらったことは大きな力になった。

3．資料づくり（検査用紙，絵カードなど，臨床記録，学会発表など）

　ところで当時，検査用紙などの資料づくりは，謄写版印刷で行っていた（図5）。ヤスリ盤に原紙をのせて鉄筆で原稿を切り，原紙を謄写版で一枚一枚印刷するという時間と労力がかかるもので，原紙が鉄筆で破れるような失敗がつきもので泣きたくなることがしばしばであった。絵カードの作成は，絵の上手な人は直接カードに描くが，そうでない人はトレーシングをカーボン紙で写し，色鉛筆で塗るという流れだった。1971年に白黒のコピー機（さらにカラー）が使えるようになり，時間が短縮され嬉しかったものである。その後パウチが導入され，クリーンで丈夫になった。以前は紙のカードだったため，子どもがかじったり絵がこすれて薄くなったりしていた。事物はめ板の作成・使用は1975年からである。筆記以外の臨床記録は，オーディオテープ（オープンリール，のちにカセット）が用いられ，のちにビデオテープ（はじめはオープンリール，白黒からカラーになりカセットになった，のちにVHSになり扱いやすくなったが，それでも講義や勉強会に数本もっていく時かなりかさ張って重かった）は，1968年の症例研究から始まった。

　学会発表は，データの計算は計算機やそろばんで行い，図表の作成は当

初手書き〔のちにタイプトーン（数字やアルファベットのシール），スクリーントーン（斜線やグラフ地の作成シート）〕であった。スライドの現像を業者に頼むため，2週間前ぐらいに図表を完成させる必要があった。その後，OHP（オーバーヘッドプロジェクター）が使われて会場が明るくなり，今日ではパワーポイントになり，道具だけでも隔世の感がある。

Ⅲ．開発期

　1971年に国立聴力言語障害センターに養成所ができ，職員に講義・実習の教育業務が加わったが，日ごろの臨床を見直したり，新しい知識（特に言語学）を得るきっかけとなった。**表2**[30]は，はじめての実習（2期生）で用いた，初診評価の枠組みである。米国の本や先輩・同僚の臨床実践の調査に基づいてつくられたが，自閉症の言語行動を位置づけるために「コミュニケーション態度」が新たに加えられた。これに関しては，シールド研究所[31]の検査フォームに言語発達尺度とコミュニケーション行動のチェックリストがあり，言語行動を縦糸（言語発達水準）と横糸（コミュニケーションのプロフィール）でみることの示唆を得た。このようなタテとヨコの見方は，言語遅滞の要因が知的障害であれ，自閉症であれ，「言語発達水準の低下やコミュニケーションの偏り」といった内容について，言語行動つまり言語聴覚士の対象を整理して記述するのを助けた。

　1972年の国立聴力言語障害センター紀要第1号（昭和45年度）には，症例研究の対象児の訓練が報告された。症例研究は，国立聴力言語障害センターの職員が中心となるが，研修生（関連医療・福祉・教育機関の職員，養成所の卒業生，言語聴覚士志望者ほか）と共同で行われるのがほとんどだった。症例研究は，訓練法の抽出・改善のために，①訓練プログラムの立案，②実行・記録，③検討・考察の流れで行うが，一人ひとりに合った教材をつくること，対象児の反応を「くまなく」記録して，一つひとつの結果を微に入り細に入り分析することは，時間と手間のかかる仕事だった。関わる職員も複数だったが，何人もの研修生がいたおかげで，一人ひとりの対象児の整理ができて非常に助かった。症例研究のスーパーバイザーとして，鹿取廣人先生（心理学；東京大学），高橋彰彦先生（児童精神医学；国立秩父学園）から懇切な指導を受けることができ，多くのことを学ばせ

表2　初期の評価の枠組（1972年）─養成所２期生実習（文献30)より転載）

Ⅰ．主訴・来所目的
Ⅱ．生育歴
Ⅲ．現症　　→　　後の検査の枠組

┌─────────────────────────┐
│　1　コミュニケーション態度※　　　　　│
│　2　言語　　理解（In）　　　　　　　│
│　　　　　　表現（Out）　　　　　　　│
│　　　　　　構音　　　　　　　　　　　│
│　　　　　　音声模倣　　　　　　　　　│
└─────────────────────────┘

　　　3．聞こえ
　　　4．発声発語器官
　　　5．その他の問題
Ⅳ．結論（問題のまとめ）
Ⅴ．処遇方針
　　　　　　　　　　　　　　※：新たに加わったもの

てもらった。

　表3は，〈S-S法〉の諸概念の初期形成（〜1976年に実践）に関連する紀要の論文である。1995年の文献[30)]の表に1名を加え，〈S-S法〉の3側面の枠組みに沿って並び変えたものである。これらが，症状分類や言語記号の段階を考えるもとになった。

　少し脇道にそれるが，国立聴力言語障害センターの紀要の論文は，図表からなる「長大な論文」が多く，通常の症例報告のイメージから離れていたらしい。その後，国立（身体）障害者リハビリテーションセンターに移ると，研究紀要の編集委員長に筆者（小寺）が呼ばれて，その理由や必要性を何回も説明して，「新しい言語治療学をつくっていくには，新しい内容にふさわしい論文の形式が必要である」ことをなんとか了解してもらった。

　表3に戻る。最初に訓練を行ったのは，いわゆる運動失語様言語発達遅滞 S.O 君の発語訓練[32)] と自閉症 N.S 君のコミュニケーション訓練[33)]，重複障害 K.M 君の文字を媒介とする言語行動の形成[34)] であった。次に，H.T 君の文字を補助とした発語訓練[35)]，S.O 君の2語連鎖の理解訓練[32)]，A.I 君の言語行動形成における基礎学習[36)] と続き，基礎学習の概念が言語聴覚士にもたらされた。このおかげで，あとに検査法の枠組みの一つに，筆者（倉井）の発案で「基礎的プロセス」が立てられた。また，当時の学生

表 3　〈S-S 法〉の諸概念の初期形成（〜1976 年に実践）―症例研究（訓練チーム）をとおして（文献 30）より改変転載）

3 側面			症　例	特徴・内容
基礎学習			K.M[34]	文字―位置・方向
			M.Y[60]	2 語連鎖― AMS
			A.I[36]	具体物絵の分類，音声の弁別
記号形式―指示内容関係	受　信	単　語	U.T[54]	カテゴリー反応，事物の機能的操作〈Ⅰ-A 群〉
			A.I[36]	記号―指示物の対応関係，示差性〈Ⅰ-T 群〉
			Y.T[53]	事物 x：事物 y〈Ⅱ-A 群〉
			S.S[61]	範疇化，分類〈Ⅰ-A 群〉
		語連鎖	S.O[32, 52]	2，3 語連鎖〈Ⅰ-亜 B 群〉
			M.Y[55, 56]	語順〈Ⅰ-C 群〉
			K.M[30, 34]	〈猫・魚が魚・猫を食べる〉のテスト
	発　信		S.O[32, 52]	身ぶり，音の誘導と組合せ〈Ⅰ-亜 B 群〉
			H.T[35]	文字を補助・媒介とする発語訓練〈Ⅰ-亜 B 群〉
	文　字		K.M[34]	文字を媒介とする言語行動の形成〈Ⅰ-A 群〉
			S.T[62]	文字単語，音節分解，清・濁音〈Ⅰ-C 群〉
コミュニケーション			N.S[33]	対人・対物（プレイ，オペラント），伝達意図〈Ⅱ-A 群〉
			H.Y[63]	文章，質問―応答〈Ⅱ-A 群〉
様　式			H.T[35]	3 項目の関係（絵＋文字：音声）
			Y.T[53]	様式変換（身ぶり＋△事物 x：事物 y）

・分類は，当初の所見を 1995 年に〈S-S 法〉言語発達遅滞検査で評価しなおしたもの
・文献 30）の p13 の表 12 を 2015 年に改変：1 例（U.T）を加え，〈S-S 法〉の 3 側面の
　枠組に沿って症例を並び替えた

　運動の集団を例（赤ヘルメット対青ヘルメット）に記号体系の性質を説明する大橋の論文[37]で，記号の形式と指示内容との関係に目を開かれ，臨床の場に記号学的な考えを持ち込むことができるようになった。なお，「記号―指示物の対応関係」という語をはじめて用いたのは A.I 君の訓練報告[36]である。

　前述の日本初のまとまったテキスト（図 3）[27]のために，筆者らが言語発達遅滞の評価・訓練の指針をつくることになり，1976 年に表 3 に他の情報も加えて，働きかけの重点を知るための「症状分類モデル」と順次的な働きかけを知るための「記号―指示内容関係」が考案され，交信事態の

諸側面（コミュニケーション機能，役割交代，話題，発話意図，感情交流，他）が付記された[38]。

これらをもとに，1977 年に日本聴能言語士協会と日本音声言語医学会の共同で，言語発達遅滞検査法の検討が始まった。そこで会員にアンケート調査を行い，最も必要とされている検査「① languageless（言語未獲得）児を評価でき，②検査の結果がその後の働きかけと結びつく」の作成が目指された。検査の枠組みは，記号—指示内容関係，基礎的プロセス，コミュニケーション態度の 3 側面となった。

言語発達遅滞検査法〈試案 1〉[5] の完成後，〈試案 1〉を用いた臨床研究が重ねられた。1987 年に日本音声言語医学会言語委員会言語発達遅滞小委員会が発足し，1997 年までの 10 年間検査・訓練法について検討が重ねられた。委員会のメンバーは，小寺富子，佐竹恒夫氏，倉井成子，田中真理氏，林耕司氏，村上たか子氏，新谷晴夫氏，那須道子氏，知念洋美氏，東江浩美氏，大西祐好氏，里村愛子氏，飯塚直美氏，佐場野優一氏，松本幸子氏の 15 名であった[10]。

1982 年に笹沼[39] は，1977 〜 1981 年の言語発達遅滞に関する臨床的な論文をまとめ，次のように述べている。「数年来，論文の数は増加の傾向にあり，動向として個々の症例の縦断的研究の増加，系統的に細かく段階づけた言語訓練プログラムの開発があげられる」「言語発達遅滞の問題が多方面の注目を集め，関連する 2 学会でシンポジウムがもたれた；日本教育心理学会第 22 回総会『言語発達遅滞—その特質と問題点』[40]，日本児童精神医学会第 20 回総会『自閉児と言語』[41]」。それぞれ言語聴覚士（小寺[42]，西村[43]）も参加している。言語発達遅滞の評価では，筆者らの言語発達遅滞検査法〈試案 1〉[5] と，天野の「発達診断テスト」の作成の試み[44]を紹介している。言語発達遅滞児への治療的アプローチとして，「記号—指示内容関係を重視するプログラム[45]」「形成法理論に基づくプログラム[46]」「母子関係の改善をねらうアプローチ[47]」をあげ，詳細に論じている。自閉児の言語で，評価法では，梅津の精研式 CLAC（Check List for Autistic Child）[48] の開発，治療・指導法では，西村，水野，若林のチームの一連の研究成果を取り上げている[49, 50]。笹沼は結語で，「縦断的研究への志向は，発達的ばらつきのある対象の性質から，またスモールステップの訓練プログラムを作成するために，必要不可欠なアプローチであろうが，言語の構造的側面に比して取り組みが手薄な伝達機能面のプログラムの強

化と体系化が必要である」と述べている。

　1990 年代には，言語発達遅滞の臨床は変化してきた（**表4**）[12]。1970 年代の臨床に，①言語行動を 3 側面〔記号（形式）―指示内容関係，基礎的プロセス，コミュニケーション態度〕から総合的に捉える，②言語行動の特徴×働きかけによる分類，③プログラムを用いた働きかけ（訓練）が加わった。少なくとも 1960 年代より，言語聴覚士は見通しをもって言語発達遅滞児の検査ができ，訓練に取り組めるようになったと思われる[51]。

　〈S-S 法〉の訓練では，個々のケースの条件（発達水準・特徴）にあったプログラムを 3 側面から作成し，ケース・関係者とともに学ぶことをモットーとしている。3 側面から捉えることは，検査・訓練室のみならず，家庭生活・集団生活の場面でも共通の考え方で言語発達促進を援助できる。1960 年代のことばの衛生指導（スピーチハイジーン）は，おおまかな内容であったが，具体的な助言・指導が可能になっている。〈S-S 法〉ができるまでに（検査マニュアル改訂第 4 版[12]が一つの区切りとなる），長い間，委員以外にも多くの人々がいろいろな活動に参加し検討してくださった。その中でも特に，質的向上とともに〈S-S 法〉を世に送り出してくださった委員の佐竹恒夫氏の功績は大きい。

表4　言語発達遅滞の臨床変化（文献 12）より転載）

	以前〈試案 1〉 1980 年	以降（付加）〈試案 2〉 1989 年	〈S-S 法〉 1991 年	〈S-S 法〉改訂第 4 版 1997 年
現症観察法	理解，表現，構音器官など　→	記号―指示内容関係（7 段階），基礎コミュニケーション　→	記号形式―指示内容関係（5 段階）　→	コミュニケーションの拡充
診断・分類	遅滞の有無・程度，他の類型との鑑別，要因の分析　→	言語行動の特徴×働きかけによる分類　→	さらに下位分類　→	
治　療	言語環境の整備　"言葉の衛生"　→	直接的働きかけ　症例―プログラムの一般化　→	言語未習得の拡充：段階 2 の下位区分と基礎学習　→	

ここで，時間をさかのぼって，〈S-S 法〉の根幹をなす，症状分類と記号（形式）—指示内容関係がどのようにして生まれ，今日の形になったかにふれる。症状分類は，多彩な言語症状を示す子どもたちに，どこから手をつけたらよいか困ったため，症状を整理して働きかけの重点を知るために，1973 年から筆者（小寺）が模索を始め，1975 年に「症状—分類（経験例）—働きかけ」の原案ができた。経験例は，**表 3** の症例研究の対象児が中心である。特徴としては症状，つまり事実からスタートし，訓練を年単位（実施は週単位）で行った結果，得られたものである。1976 年 2 〜 3 月に研究グループ（鹿取廣人先生，山田麗子氏，筆者の小寺と倉井）で討論され，「文字言語習得の障害」が付加され，「Ⅰ・Ⅱ群×A・B・C・D・E 群」が設けられた。その分類モデルは，言語発達遅滞検査法〈試案 1〉[5]ではほぼそのまま用いられたが，言語発達遅滞検査法〈試案 2〉[11]では分類の軸がコミュニケーションと音声の受信・発信に整理されて，「Ⅰ・Ⅱ群×A・B・C 群」となった。この時，「特定の音の障害」と「文字言語習得の障害」が除かれた。〈S-S 法〉[12]では分類の軸に，2 語連鎖の理解が加わり，さらに T 群が設けられたことで，評価した時点で分類がほぼ完結するようになった。これらの分類モデルの修正は言語委員会で討論された。

　記号—指示内容関係は，1976 年 1 月に筆者（小寺）が図の形式でつくった原案（8 区分）が，同年 2 〜 3 月に前述の研究グループで討論されて 7 区分，つまり 7 段階の表の形式になった。これは，言語発達遅滞検査法〈試案 1〉[5]ではほぼそのまま用いられたが，言語発達遅滞検査法〈試案 2〉[11]では質的に 5 段階にまとめられ，用語が「記号—指示内容関係」から「記号形式—指示内容関係」に改められた。

　表 5 は，前述の記号—指示内容関係の各段階（理解）の設定を検討する際に，最初の情報をもたらしてくれた症例である。つまり，言語聴覚士はその段階を目標にはじめて訓練を行い，その症例とともにはじめてその階段を昇ることができた。そこで得られた方法は，他のケースの評価・訓練にも適用され，妥当性や一般性が検討された。本文の 数字 は，**表 5** と一致している。

　①知的障害で理解に比して音声表現が困難な S.O 君は，発語訓練を受けた第 1 号であったが，理解の訓練を受けた第 1 号でもあった[32, 52]。まず，段階 4 の 2 語連鎖の理解が 1971 年（10 才）に成立し，3 語連鎖はその 2 年後（12 才）だった。〈対象＋動作〉の 2 語連鎖の理解の訓練では，名詞

表５　記号形式－指示内容関係の段階の成り立ち（訓練の取組みと理解の成立）

	〈S-S 法〉の段階	[順]※	年．月	内容
[5] 1974～1976年の〈猫・魚が魚・猫を食べる〉の受信データから「要素→語順→助詞」の順序性が明らかになる[30]	段階５ 統語方略	[4]	1977.12	「助詞」（M.Y 13 才）
			1976.3	「語順」（M.Y 11 才）
			1975.11	〈色$_1$＋上・下＋色$_2$〉の名詞句の訓練で一つの記号形式に対して２種の指示事態があることを知る（非可逆・可逆）文献 55,56)
	段階４ 語連鎖	[1]	1973.3	〈動作主＋対象＋動作〉の「3語連鎖」（S.O 12 才）
			1971.8	〈対象＋動作〉の「2 語連鎖」（S.O 10 才）
			1970.7	［N$_1$ を V］と自発するが /N$_1$/—/N$_1$ を V/ の聴覚的区別が困難なことを知り訓練開始 文献 32,52)
	段階３ 事物の記号*	[2]	1977.2	成人語（Sp 成：P　Y.T 11 才）
			1975.12	幼児語（Sp 幼：O　Y.T 10 才）
			1975.1	身ぶり（G：O　Y.T 9 才）
			1974.9	「事物 x：事物 y」で理解語の訓練開始　文献 53)
[6] 1981～1985 年の事物はめ板を用いた８例の訓練から「機能的操作→ふるい分け→選択」の順序性が明らかになる[59]	段階２ 事物の基礎概念	[3]	1975.7	幼児語（Sp 幼：P）が可能となり成人語でカテゴリー反応（U.T 8 才）
			1974.9	「事物の機能的操作」に基づく概念形成の訓練開始　文献 54)
	段階１ 事物・事態の理解困難			

※：[N]は訓練に取り組んだ順番

＊：〈試案１〉までは，指示物の特徴に依存した有縁的な身ぶり・幼児語が段階３，恣意的な成人語は段階４とされたが，〈試案２〉以降は様式の違いで段階３－１は身ぶり記号（有縁的記号），段階３－２は音声記号とされ，段階３－２は幼児語（有縁的），成人語（恣意的）に分かれる

の訓練のように2語連鎖を直接絵と結びつけて聞かせるばかりではなく，パン，切符，描く，切る（当時は自動改札ではなく，駅員が改札口で専用のハサミで切符を切った）の単語とそれに対応する意味（絵）に分けてから（分解），2語を組み合わせて「パン・切符を描く・切る」の，一つのまとまった意味（絵）になるような（合成）プログラムが必要だった。

　languageless（言語未獲得）の突破口は，なかなか見つからなかったが，②自閉症と知的障害の合併した重度の言語発達遅滞の Y.T 君[53] で，1974年に事物 x：事物 y，つまり太鼓とばち，封筒とハサミのように対になった事物と事物の関係を利用して段階3事物の記号の訓練が開始され，身ぶり→幼児語音声→成人語音声の理解が 1975 〜 1977 年（9 〜 11 才）に達成された。これらの変化は，「様式変換」の過程と見なすことができる。

　③ほぼ同じ時期に，鹿取廣人先生が U.T 君[54] に事物の機能的操作に基づく概念形成の訓練を開始され，「異なる事物に異なる機能的操作を行う」ことが，段階2事物の基礎概念の入口に通ずることを教わった。これは，言語聴覚士が概念形成を援助して子どもが理解語を獲得するのを助ける重要な手続きと考えられる。

　④段階5の語順の理解は M.Y 君で 1976 年（11 才）に[55]，助詞の理解は1977 年（13 才）に成立した[56]。「段階4との違い—可逆事態である，表現を理解より先に教える」を教わった。

　⑤表3の症例とは別に，山田麗子氏が考案した「猫・魚が魚・猫を食べる」の 1974 〜 1976 年の障害児・健常児の受信データから，段階4・5に関して「要素→語順→助詞」の順序性が明らかになった[30]。筆者らが前述のような結果を得たころ，心理言語学で同じような知見が「知覚の方略（perceptual strategy）」として知られるようになった[57, 58]。

　⑥段階2〜段階3に関して，1981 〜 1985 年に事物はめ板を用いた8例の訓練から「機能的操作→ふるい分け→選択」の順序性が明らかになり[59]，段階2の下位区分ができた。この区分は，言語発達遅滞検査法〈試案2〉[11] から用いられた。

Ⅳ．発展期

　1996 年に菅井[64] は，1967 〜 1995 年の「初期言語指導研究」に関する

精力的な文献調査を行った（論文は電子化されている）。初期とは「音声言語未習得時から語連鎖が可能な段階まで」である。音声言語に限定せずに，「障害児を対象に実践指導と理論仮説を追求し，比較的長期・継続的に研究を行っている（略）文献を抽出・分類・検討し」，アプローチの視点を9つにまとめ，主な対象児・研究者をあげている。さらにそれを対象児別に筆者がまとめると，次のようなアプローチがある。

- ・重度精神・発達遅滞〜健常：「認知と言語[65]」「語用論[66]」。
- ・軽中度発達遅滞：「統辞文[67]」「インリアル[68]」「実践的指導論[69]」。
- ・中重度発達遅滞・自閉症：「実験行動分析[70]」「記号と指示内容[30]」。
- ・軽中重度発達遅滞・聴覚障害・自閉症：「音楽と歌[71]」。
- ・盲聾児者・重度重複障害：「行動体制[72]」。

菅井は，前述の各アプローチの経緯，具体的な内容，意義，全体的な考察，今後の課題などを述べた後，障害児研究文献データベース構築の必要性を述べている。

訓練プログラムに関して，2001年に高須賀は[73]「課題学習・プログラム学習的アプローチは，現在最も多用されているアプローチであろう。（略）このアプローチは，健常児の獲得年齢を基に作られた発達行動表に沿って働きかけを順次行っていくものと，国リハ式〈S-S法〉の記号—指示内容関係のように一定の枠を持ち働きかけを行っていくものとに分けられる」とし，長崎[74]と筆者（小寺）[51]の表をあげている。そして，「発達について考え方の違いがあるが，いずれの場合も個人差への配慮が留意されなければならない」「課題学習・プログラム学習的アプローチに限ったことではないが，言語発達について理解を深めることも言語聴覚士の課題である」と述べている。

また同年に，大伴[75]は認知・言語的アプローチとして筆者（小寺）[51]の〈S-S法〉，津田ら[76]の「認知・言語促進プログラム（N-Cプログラム）」などをあげ，前者は課題優先型の指導，後者は課題優先的なものもあるが交渉優先型のほうが多いと述べている。課題設定型の指導法の場合，教材や手続きに自由度をもたせた指導の枠組みが望ましいと述べ，交渉優先型指導の例として「①『遊び』の活動中心指導，②物語の語り聞かせ」を示している。これについては，コミュニケーションを広く捉えるHopperら[77]の考えからみると，課題も一種のコミュニケーション（相互交渉）であり，課題で用いる教材は「話題」と考えられるので，課題優先型であ

れ，交渉優先型であれ，取り上げる活動そのものを対象児の言語・コミュニケーション学習の中で位置づけて実施することが重要であると考えられる。

　従来の働きかけでは，さらに拡充された知識が提供されるようになった（ティーチ[78]，読み書き障害[79]，AAC[80]）。記述の仕方として，事例を用いるものが増え，興味深く理解しやすくなっている（〈S-S法〉[81, 82]，インリアル[83]，学習障害[84]，ことばの発達障害[85]）。これは継続的な訓練を受けられる子ども達が増大していることを示している。ちなみに 1960 年代には，筆者らの探した範囲で継続的な働きかけを受けた事例は，梅津の盲聾児[72]とシールド Shield 研究所のダウン症児[31]の 2 例であった。

　1990 年代から SLI や ADHD が取り上げられるようになったが，その後いずれも，言語聴覚士の取り組む対象（言語の側面）や方法が明確になってきた。SLI では，ナラティブを用いた言語指導，スリーヒントゲームなどを用いた語彙・語想起指導で一定の効果を上げている[86]。ADHD では，働きかけの中心はコミュニケーション支援で，支援技法として行動療法，ソーシャルスキルトレーニングなどが用いられる[87]。これらのほかに大きな変化と感じられたものを，以下に示す。

・1960 年代のことばの衛生指導（スピーチハイジーン）が，〈S-S法〉，AAC，ティーチなどを活用して具体的な場面に対応した，日常に役立つコミュニケーションパートナーハンドブック[88]に進化したようにみえる。

・訪問リハビリテーションとして，言語発達障害の訓練を在宅で実施する試みがある。

・特別支援教育の開始以降，言語聴覚士は巡回相談や専門家チームの一員として特別支援教育に積極的に参画していくことが求められている。

　特に後者の 2 項目は，今後の展開が期待・注目される。

V. 用　語

　当初は，ことばの遅れた状態に「言語発達遅滞」が使われたが，それの代わりに「言語発達障害」が使われるようになったのは，2004 年の発達

障害者支援法の制定以降と思われる。用語については，言語聴覚士の活動には何事もはじめてのことが多く，言語聴覚士の対象と方法（ケース・言語聴覚士自身の行動を含む）をどう記述したらよいかという課題が常にあった（各自，とりあえず操作的に定義して進めたと推定される）。また，臨床チームを構成する他の専門領域（医学，心理など）の用語の理解・使用というテーマもある（例：医師の診断名も「自閉傾向」「自閉症」「自閉性障害」と多様な時期があった）。「自閉」に関する用語については，1980年の精神障害の診断と統計マニュアル（DSM-Ⅲ）で「広汎性発達障害（PDD）」となり，2013年のDSM-5では「自閉症スペクトラム障害（ASD）」となった。知的障害は，当初「精神薄弱（精神薄弱者福祉法；1960年）」が使われていたが，知的障害者福祉法（1998年）以後，「知的障害」となった。なお，「精神遅滞」も使われていた。DSM-5では，精神遅滞から「知的能力障害（別名：知的発達障害）」に変更された。LDは，DSM-5で「特異的学習障害」となり，診断基準に「ディスレクシア」がはじめて記載された[89]。SLIは，DSM-Ⅳ-TRではコミュニケーション障害の下位項目に相当し，表出性言語障害や受容－表出混合性言語障害が設けられていたが，DSM-5では言語障害のみとなり，受容や表出性の視点を含まない[90]。

Ⅵ. まとめ

　この約60年を一言でまとめると，「"言語治療事始め"から資格制度化まで，言語発達障害を対象とする言語聴覚士のアイデンティティ（identity）を求めて，臨床・研究・教育および社会的な活動が活発に行われ，米国に源をもちながらも日本に根ざした独自な方法がつくられつつある時期である」といってよいのではないだろうか。2007年に日本言語聴覚士協会学術研究部小児言語小委員会は，言語聴覚士の業務の大きな変化として「①言語発達障害の拡大，②成人期を含めたライフステージに沿った支援，③多様な臨床サービスの展開」の3点にまとめている[91]。

　また今，言語・コミュニケーションに困難をもつ子どもたちの問題を整理して，言語聴覚士は何ができるのか，何を志向すべきなのか考えてみるのも，新たな歩みに向かって必要なことである。

　言語聴覚士の仕事は，専門領域の進歩・成熟度と個人の知識・技能の到

達度に左右されるかもしれないが，経験が浅くても，豊富でも，過去の知識を活かして臨床活動を行い，問題点・課題を見つけて解決の方策を探り，未来の臨床の向上へつなげることが，現在の言語聴覚士に期待されている。そのようなことを最も実現可能にする言語発達障害の臨床活動は，個々の子どもの条件に応じた個別的な言語訓練の継続（プランを立てて実行し，その結果を検討すること）と，それに基づく家庭・集団場面への助言・指導・連携であろう。

●文献●

1) ロージァズ・CR（著），友田不二男（訳）：遊戯療法・集団療法．岩崎書店，1956（Rogers CR：CLIENT-CENTERED THERAPY. Houghton Mifflin, Boston, 1951）

2) Hartung JR：A review of procedures to increase verbal imitation skills and functional speech in autistic children. J Speech Hear Disord **35**：203-217, 1970

3) カーク・S，他（原著）三木安正，他（日本語版著）：ITPA言語学習能力診断検査手引．日本文化科学社，1973（KirkS, etal：The Illinois Test of Psycholinguistic Abilities. University of Illinois Press, Urbama, 1968）

4) 上野一彦，他：絵画語い発達検査（PVT）手引．日本文化科学社，1978

5) 小寺富子，他：言語発達遅滞検査法〈試案1〉．日本聴能言語士協会会報　**18**：17-25, 1980；音声言語医学　**22**：185-193, 1981

6) ブルーマ・S，他（著），山口　薫（監訳）：カード式ポーテージ乳幼児教育プログラム．主婦の友社，1983（Bluma SM, et al：Portage Guide to Early Education. Cooperative Educational Service Agency 12, Wisconsin, 1976）

7) ワイズ・RS（著），竹田契一，他（訳）：INREAL評価．坂本龍生，他（編）：障害児理解の方法―臨床観察と検査法．学苑社，1985，pp264-267（Weiss RS：INREAL Intervention for Language Handicapped and Bilingual Children. J of Division for Early Children, 4, 1981）

8) ショプラー・E，他（著），佐々木正美，他（訳）：自閉症の治療教育プログラム．ぶどう社，1985

9) 大井　学，他：渡し手と受け手の対話における不適切な語の使用への介入．教育心理学研究　**34**：48-54, 1986

10) 日本音声言語医学会言語委員会言語発達遅滞小委員会：言語発達遅滞児の検査・訓練法の検討―総合的な言語訓練プログラムの追求．音声言語医学　**39**：230-235, 1998

11) 小寺富子，他：言語発達遅滞検査法〈試案2〉．音声言語医学　**30**：263-276, 1989

12) 小寺富子，他（編）：国リハ式〈S-S法〉言語発達遅滞検査マニュアル　改訂第4版．エスコアール，1998

13) Beukelman DR, et al：Augmentative and Alternative Communication；Management of severe Communication Disorders in Children and Adults. P. H. Brookes, Baltimore, 1992

14) ジョンソン・DJ，他（著），森永良子，他（訳）：学習能力の障害―心理神経学的診断と治療教育．日本文化科学社，1975〔Johnson DJ, et al：Learning Disabilities

— Educational Principles and Practices. Grune & Stratton, New York, 1967；米国版の原書の図の準備に，藤井（旧姓秋吉）紀子氏（「言語発達の遅れ」の訳者で言語発達遅滞検査法〈試案1〉の共同研究者）が1960年代の留学中に参加されていたことを筆者は2020年にはじめて知った〕

15）佐竹恒夫，他：質問—応答関係検査（1. 検査の作成とノーマルデータ，2. 質的分析と会話能力の段階設定）．音声言語医学　**35**：338-358，1994

16）大伴　潔，他：LCスケール—言語・コミュニケーション発達スケール．学苑社，2008（初版2005）

17）宇野　彰，他：小学生の読み書きスクリーニング検査（STRAW）．インテルナ出版，2006

18）大伴　潔，他：LCSA学齢版 言語・コミュニケーション発達スケール．学苑社，2012

19）東川　健，他：対人コミュニケーション行動観察フォーマット（FOSCOM）．エスコアール，2013

20）佐竹恒夫，他：ひらがな文字検査（HITSS）．エスコアール，2013

21）ウット・NE（著），船山美奈子，他（訳）：言語発達の遅れ．日本文化科学社，1968（Wood NE：Delayed speech and language development. Prentice-Hall, New Jersey, 1964）

22）遠城寺宗徳，他：遠城寺式乳幼児分析的発達検査法．慶應義塾大学出版会，1960

23）田口恒夫，他：ことばのテスト絵本—言語障害児の選別検査法．日本文化科学社，1964

24）田口恒夫：言語発達の病理．医学書院，1970（お茶の水式言語能力発達質問紙は1960年代に入手できた）

25）小寺富子：小児の言語発達促進をめぐって—STの立場から．言語聴覚療法　**11**：102-110，1995

26）Irwin JV, et al：Principles of Childhood Language Disabilities. Appleton-Century Crofts, New York, 1972

27）堀口申作（編）：聴覚言語障害．医歯薬出版，1980

28）Mecham MJ：Development of audiolinguistic skills in children. Warren H Green, St. Louis, 1969

29）Kleffner FR：Language disorders in children. Bobbs-Merrill , Indianapolis, 1975

30）小寺富子，他：〈S-S法〉の形成について—言語発達遅滞の一臨床的アプローチの歴史．言語発達遅滞研究　**2**：11-26，1995

31）シールド精神薄弱児研究所（編），高橋彰彦，他（訳）：精神薄弱幼児とその両親—早期診断・治療・教育．日本小児医事出版社，1970（The Shield Institute for Retarded Children：Early Identification and treatment of the infant retardate and his family. New York, 1968）

32）福迫富子，他：言語発達遅滞の治療プログラムの開発に関する実験的研究—症例を中心に．国立聴力言語障害センター紀要（昭和45年度），1972，pp108-122,

33）倉井成子，他：自閉的傾向を示すNonverbal Childのコミュニケーションと描画の発達．国立聴力言語障害センター紀要（昭和45年度），1972，pp131-142

34）山田麗子，他：文字を媒介とする言語行動の形成—初期の基礎学習を中心に．国立聴力言語障害センター紀要（昭和45年度），1972，pp143-161

35）福迫富子，他：文字を補助とした音声言語表現形成の過程—音声表現に特に遅れの見られた言語発達遅滞児H. T. 君の訓練報告．国立聴力言語障害センター紀要

（昭和 47・48 年度），1974，pp141-160

36) 小寺富子，他：言語行動形成における基礎学習—言語発達遅滞児 A. I. 君への訓練報告．国立聴力言語障害センター紀要（昭和 49 年度），1975，pp127-160

37) 大橋保夫：記号の基本構造から見た自然言語—コード変換の基礎．年報社会心理学 **15**：11-30，1974

38) 小寺富子：言語発達遅滞児に対する治療訓練的アプローチ．日本聴能言語士協会会報 **3**：2-5，1976

39) 笹沼澄子：言語障害と言語治療；言語発達遅滞を中心として．日本児童研究所（編）：児童心理学の進歩 21．金子書房，1982，pp243-270

40) 鹿取廣人：言語発達遅滞—その特質と問題点．教育心理学年報 **20**：79-81，1980

41) 藤原　豪，他：自閉児と言語．児精医誌 **21**：32-68，1980

42) 小寺富子：言語発達遅滞—言語治療学の立場から．教心 22 回総会，1980，ppS4-8

43) 西村辨作：自閉児と言語—自閉症児の言語獲得障害．児精医誌 **21**：36-37，1980

44) 天野　清：発達遅滞児の言語発達とその診断．文部省科学研究費特定研究 (1)「言語」天野班研究報告，1980，pp1-13

45) 小寺富子，他：言語発達遅滞．堀口申作（編）：聴覚言語障害．医歯薬出版，1980，pp71-112

46) 天野　清：発達遅滞児に対する言語の形成教育．発達障害研究 **3**：37-48，1981

47) 田口恒夫：ことばの遅れた子どもの臨床．言語 **8**：8-15，1979

48) 梅津耕作：精研式 CLAC−Ⅱ（一般用）・精研式 CLAC−Ⅲ（行動療法用）・行動評定用紙並びに手引．金子書房，1979

49) 西村辨作，他：自閉症児の言語獲得についての縦断的研究．児精医誌 **19**：269-289，1978

50) 水野真由美，他：一自閉症児の受容言語形成の試み（その 2）．日特教18回大会，1980，pp382-383

51) 小寺富子：言語発達遅滞の言語治療 改訂第 2 版．診断と治療社，2014（初版1998）

52) 福迫富子，他：言語発達遅滞の治療プログラムの開発に関する実験的研究—ある症例の音声言語の獲得過程について．国立聴力言語障害センター紀要（昭和 46 年度），1973，pp149-162

53) 小寺富子，他：重度言語遅滞児への治療訓練的アプローチ（その 1）— Y. T. 君への 8 年間にわたる記号—指示内容関係の成立・展開の試み．国立聴力言語障害センター紀要（昭和 52 年度），1979，pp187-217

54) 小寺富子，他：〈症例 3〉U. T. 笹沼澄子（編）：ことばの遅れとその治療．大修館書店，1979，pp49-53

55) 小寺富子，他：数個の遅滞の要因を持つ言語発達遅滞児の訓練報告（その 5）．国立聴力言語障害センター紀要（昭和 50 年度），1976，pp119-159

56) 小寺富子，他：数個の遅滞の要因を持つ言語発達遅滞児の訓練報告（その 7）．国立聴力言語障害センター紀要（昭和 52 年度），1979，pp149-186

57) Bever TG：The cognitive basis for linguistic structures. Hayes JR（ed）：Cognition and the development of language. Wiley, New York, 1970

58) 林部英雄，他：文理解の発達について—知覚のストラテジーの観点から．聴覚言語障害 **5**：60-80，1976

59) 小寺富子：重度言語遅滞児への治療訓練的アプローチ—その 3．具体物のはめ絵を用いた記号—指示内容関係の成立・展開の試みを中心に．国立身体障害者リ

　　　ハビリテーションセンター研究紀要　**6**：9-17，1985

60）福迫富子，他：数個の遅滞の要因を持つ言語発達遅滞児の訓練報告（その 3）．国立聴力言語障害センター紀要（昭和 47 年度），1974，pp117-140

61）山田麗子，他：発達遅滞児 S. S. における言語行動形成の試み―色，事物を対象とした範疇化行動形成の初期学習．国立聴力言語障害センター紀要（昭和 52 年度），1979，pp219-250

62）山田麗子，他：精神発達遅滞児における文字言語学習― S. T. の初期の清音・単語の学習を中心に．国立聴力言語障害センター紀要（昭和 50 年度），1976，pp91-118

63）山田麗子，他：自閉的傾向を示す H. Y. における言語行動形成の試み（2）―基本的文型及び疑問―応答文の学習を中心に．国立聴力言語障害センター紀要（昭和 51 年度），1978，pp223-258（文献 34，38，61 ～ 63）は「山田麗子（著），小寺富子，他（編）：山田麗子 言語発達遅滞論文集．エスコアール，2012」に所収）

64）菅井邦明：初期言語指導研究の知識世界―日本の現状．特殊教育学研究　**34**：69-75，1996

65）小山　正：精神発達遅滞児の早期言語指導における療育手段としての象徴遊びの適用に関する一考察．音声言語医学　**35**：19-28，1994

66）長崎　勤：健常乳幼児とダウン症乳幼児の要求場面における前言語的伝達行為の縦断的検討．音声言語医学　**35**：331-337，1994

67）天野　清：発達遅滞児に対する統辞文の産出と理解の形成．飯高京子，他（編）：ことばの発達の障害とその指導．学苑社，1988，pp193-210

68）竹田契一：10 年目を迎えた INREAL ― INREAL の日本導入から現在まで．特殊教育学研究　**31**：59-63，1994

69）宇佐川浩：障害児の発達臨床とその課題．学苑社，1998（菅井論文には文献の記載はないが，その後に出版されている）

70）日本オペラント教育研究会（編）：遅れの重い子どもの言語指導．川島書店，1978

71）菅井邦明：音声言語行動の成立に必要な基礎的行動について―交信行動と多感覚の利用．特殊教育学研究　**17**：35-41，1979

72）梅津八三：言語行動の系譜．東京大学出版会，1967，pp49-82（本論文は「梅津八三：重複障害児との相互輔生―行動体制と信号系活動．東京大学出版会，1997，pp179-205」に所収）

73）高須賀直人：言語発達遅滞と過去 20 年―示唆としての年来の臨床．日本聴能言語士協会講習会実行委員会（編）：言語発達遅滞．協同医書出版社，2001，pp1-16

74）長崎　勤，他：コミュニケーションの発達と指導プログラム―発達に遅れを持つ乳幼児のために．日本文化科学社，1996

75）大伴　潔：認知・言語アプローチ．大石敬子（編）：ことばの障害の評価と指導．大修館書店，2001，pp63-83

76）津田　望，他（監）：認知・言語促進プログラム．コレール社，1998

77）Hopper R,et al：Children's Speech. Harper and Row, New York, 1973

78）服巻智子，他（訳）：TEACCH とは何か―自閉症スペクトラム障害の人へのトータル・アプローチ．エンパワメント研究所，2007（Mesibov G, et al：TEACCH approach to autism spectrum disorders. Kluwer Academic Plenum Publishers, New York, 2005

79）大伴　潔，他（編）：特別支援教育における言語・コミュニケーション・読み書

きに困難がある子どもの理解と支援. 学苑社, 2011

80）知念洋美（編）：言語聴覚士のための AAC 入門. 協同医書出版社, 2018

81）佐竹恒夫, 他（編）：言語聴覚士のための言語発達遅滞訓練ガイダンス. 医学書院, 2004

82）倉井成子（編）, 矢口養護学校小学部（著）：〈S-S 法〉によることばの遅れとコミュニケーション支援. 明治図書, 2006

83）里見恵子, 他：実践インリアル・アプローチ事例集. 日本文化科学社, 2005

84）大石敬子：学習障害. 玉井ふみ, 他（編）：言語発達障害学. 医学書院, 2010, pp149-164

85）大石敬子, 他（編）：言語聴覚士のための事例で学ぶことばの発達障害. 医歯薬出版, 2014

86）田中裕美子：特異的言語障害（SLI）. 大石敬子, 他（編）：言語聴覚士のための事例で学ぶことばの発達障害. 医歯薬出版, 2014, pp83-93

87）玉井ふみ：注意欠如・多動性障害. 玉井ふみ, 他（編）：言語発達障害学 第 2 版. 医学書院, 2015, pp168-178

88）佐竹恒夫, 他（編）：発達障害のある人とのコミュニケーションに役立つコミュニケーションパートナーハンドブック. エスコアール, 2017

89）春原則子：学習障害. 玉井ふみ, 他（編）：言語発達障害学 第 2 版. 医学書院, 2015, p155

90）田中裕美子：DSM-5 が子どもの言語臨床に持つ意義. 大石敬子, 他（編）：言語聴覚士のための事例で学ぶことばの発達障害. 医歯薬出版, 2014, p82

91）日本言語聴覚士協会学術研究部小児言語小委員会：言語発達障害へのコミュニケーション支援の手引き―多様な支援の展開を目指して. 日本言語聴覚士協会, 2007

第5章　聴覚障害 〜小児難聴臨床〜

廣田栄子

Ⅰ．はじめに

　先天性または乳幼児期から高度の聴覚障害が生じた幼児では，語音の知覚，音声再生，コミュニケーション，言語知識の獲得など，発達上の制約が多岐に及ぶことが少なくない。特に母子コミュニケーションでの愛着関係の形成や幼児期の対人交流の機会が少なくなり，総合的な発達支援の視点が必要と考えられている。幼児期からの言語遅滞が学童期に及んだ場合には，書記リテラシーの学習や教科学習に影響を及ぼし，幼児から学童期への移行を念頭においたプログラムの検討[1]が望まれる。また，社会参加やコミュニケーションにおいて継続的に不全感を抱いた生活では，自尊感情や自己有効感などの人格形成を揺るがす場合もある。そこで小児難聴臨床では，聴覚機能回復に止まらず障害認識に向けた人間形成の視点と環境調整を念頭に，長期的で包括的な支援計画[2]が要請されることに特徴がある。

　耳鼻咽喉科領域では，これまで難聴診断，聴力検査，聴覚補償に関わる機器と技術の開発に基盤をおき，早期発見，早期診断，早期聴覚活用について検討され，言語聴覚障害領域では，医療・保健・教育・工学の学際的視点で，難聴児の発達の充実に向けた実践が行われてきた。また，国内外の法整備と地域施策や当事者主権についての国際的な動向を受けて，実践と研究の歴史が重ねられてきたことを学ぶことができる。

　本稿では，筆者が臨床に携わった小児難聴臨床の創成期から現代までの各年代における難聴児と家族支援について，主な出来事をとりあげ，現在の臨床・実践の進展と今後解決すべき課題について考察を試みた。

Ⅱ．小児難聴臨床の歴史と年代別特徴

　日本音声言語医学会[3)] は日本聴覚医学会[4)] と同時期に創設され，学術総会で耳鼻咽喉科診療における小児難聴と言語に関わる先進的なシンポジウムを企画し，研究の進展が図られてきた。そこで各年代のテーマ変遷（**表1**）から当時の臨床・研究課題を探ることとした。

表1　日本音声言語医学会：小児難聴関連シンポジウム

期	年	大会長	シンポジウムテーマ
Ⅰ	1964	河田政一（九州大）	難聴による言語障害児に対する検査法
	1970	豊田文一（金沢大）	言語発達遅滞
Ⅱ	1985	斎藤成司（慶應大）	難聴児の言語発達
	1987	曽田豊二（福岡大）	難聴児の言語指導
	1988	永渕正昭（東北大）	聴覚と音声言語
Ⅲ	1995	大山勝（鹿児島大）	人工内耳装用児とコミュニケーション
	1997	天津睦郎（神戸大）	聴覚の可塑性の臨床とその基礎
	2000	北嶋和智（滋賀医大）	小児の人工内耳と発達
Ⅳ	2003	吉岡博英（筑波大）	聴覚障害児の早期発見から療育プログラムまで
	2005	岡本牧人（北里大）	先天性難聴児に対する言語指導の50年の歩みとこれから―コミュニケーションベースの言語指導とリテラシー
	2006	久育男（京都府立大）	聴覚とコミュニケーション
Ⅴ	2009	大森孝一（福島県医大）	重複障害のある難聴児への聴覚言語獲得支援
	2010	山岨達也（東京大）	言語の生物学的基礎のために
	2011	塩谷彰浩（防衛医大）	高次聴覚・言語機能とその病態
	2012	兵頭政光（高知大）	小児の言語聴覚障害への対応：早期診断から療育へ
	2014	深浦順一（国医福大）	聴覚障害周辺領域の近年の動向
Ⅵ	2017	香取幸夫（東北大）	幼小児の聴覚障害の現状と未来―新生児聴覚スクリーニングから学校教育まで
	2018	梅野博仁（久留米大）	軽度・中等度難聴児の診断と治療・療育の現状
	2019	立石雅子（目白大）	聴覚障害児の非言語音知覚

Ⅰ〜Ⅳ期の小児難聴臨床については，以下のテーマに沿って進展がみられた。

・Ⅰ期（1950 〜 1960 年代）：小児難聴診断と言語障害児との鑑別。
・Ⅱ期（1970~1980 年代）：聴覚活用と言語指導法の成果。
・Ⅲ期（1990 年代）：補聴器と人工内耳による聴取能改善と音声。
・Ⅳ期（2000 年代）：新生児聴覚スクリーニング検査と早期療育，手話法との二極化。
・Ⅴ期（2010 年前半）：難聴に重複する障害と評価・指導と連携対応。
・Ⅵ期（2010 年後半〜）：新生児聴覚スクリーニング検査後の診断・療育・教育の連携，新たな支援課題。

その間の半世紀に，聴力検査については条件付け詮索反応聴力検査（COR：Ⅰ期），聴性脳幹反応聴力検査（ABR）小児適用（Ⅱ期），新生児聴覚スクリーニング検査（Ⅳ期）の導入があり，難聴の診断が順に2~3 歳，1 歳，0 歳と早期に行われるようになった。さらに聴覚活用については，個人用補聴器の発売（Ⅰ期）と技術開発，小児人工内耳適用 2 歳以上（Ⅲ期），同適用 1 歳以上（Ⅴ期）と，早期からの聴覚補償が充実した。

Ⅰ〜Ⅵ期の約 70 年間に，耳鼻咽喉科臨床と研究の発展があり，言語聴覚士の実践と研究の歴史も重ねられてきたことが推測される。そこで，同区分を用いて関連する歴史的な出来事を検討し，ろう教育での進展[5] と併せて，以下に論じた（**表2**）。

1．第 0 期—スティグマから教育へ

明治期には聞こえない話せない子ども（ろうあ児）として放置されていた時代から，民間での教育指導が行われ，1878 年京都盲（唖）院の開校により公的教育が始められた。当時，併設していた盲学校・聾学校の分離後，1958 年に就学義務制がとられ，就学猶予をされていたろうあ児の就学が進んだ。京都盲（唖）院（古河太四郎）では，筆談や音声，手話，指文字，身振りを交えて，発音，読解，筆談，作文などについて指導し，口話（読話）と手話とを連合したとされる。同時期に海外では，聴覚障害者教育国際会議（The International Congress of Education for Deaf）第 1 回パリ大会（1878 年）が開催され「聾者の社会復帰のために発音・読話を手話や指文字に優先する」とし，第 2 回ミラノ会議（1880 年）では参加国で「全面的な口話法」の支持が決議され，口話法が推進された[6]。

表2　小児難聴臨床の歴史：診断・補聴・指導・教育

年	難聴児医療・療育　事項	時代的テーマ	年	教育指導　事項
		0期：スティグマからろうあ児教育へ	1878 (M11)	京都盲（唖）院の開校
1952 (S27)	商用電源による標準オージオメータ発売		1923 (T12)	●盲学校及び聾唖学校令—盲聾教育の分離，川本宇之介・欧米の口話教育紹介
			1948 (S23)	●盲学校，聾学校就学義務制施行—就学の義務化
1956 (S31)	トランジスタによる小型補聴器発売		1958 (S34)	中教審答申—聾学校に幼稚部・高等部設置
1956 (S31)	オーギオロギー学会発足，「聴力測定の規準」出版		1960 (S35)	岡山県内山下小学校難聴特殊学級設置（昭和40年代全国小・中学校設置）
1957 (S32)	語音検査用LPレコード公示（57語表）	Ⅰ期：小児難聴診断と言語障害児の鑑別	1960 (S35)	NHKテレビろう学校放送開始（口話法指導法普及）
1960 (S35)	鈴木・荻場による条件詮索反応聴力検査開発		1962 (S37)	聾学校幼稚部設備補助開始
1961 (S36)	耳かけ型補聴器発売，自動音声圧縮回路補聴器発売			
1963 (S38)	聴覚活用と家庭指導により，統合教育を促進（60～70年代：母と子の教室・金沢大・帝京大・京都大・国リハセンター他・地域の民間教室）		1968 (S43)	栃木聾学校同時法（幼稚部指文字）報告，京都府立聾学校キュードスピーチについて報告し，奈良聾学校，千葉聾学校が採用
1975 (S50)	●児童福祉法：「難聴幼児通園施設の設備及び運営の基準」通達，全国普及	Ⅱ期：聴覚活用と言語指導成果	1970 (S45)	日本聾話学校2歳児クラス（1960年代），静岡県立聾学校3校に3歳未満の乳幼児グループ設置
1978 (S53)	聴性脳幹反応聴力検査小児適用		1975 (S50)	兵庫県立こばと聾学校3歳未満児学級，各地で乳幼児教育相談開始
1988 (S63)	「日本聴覚医学会」名称改訂			
1990 (H2)	◎米国FDA，人工内耳の小児適用を認可		1990 (H2)	筑波技術短期大学設立（デザイン・機械・建築・情報工学学科）—聴覚障害児の高等教育進路選択
1990 (H2)	◎アメリカ障害者法（ADA）制定	Ⅲ期：小児人工内耳による聴取能改善と音声		
1992 (H4)	●三歳児健康診査—聴覚検診が加わる		1993 (H5)	聴覚障害児のコミュニケーション手段に関する調査研究協力会議（文部省）報告書—多様なコミュニケーションの活用
1994 (H6)	●人工内耳手術等保険収載			

年	事項	期	年	事項
1995（H7）	木村晴美，市田泰弘「ろう文化宣言」		1997（H9）	東京都特別支援教育推進計画，都立ろう学校の再編・整備検討—9校から4校3分教室に再編
1998（H10）	日耳鼻，小児人工内耳適応基準公表（2歳以上）		1998（H10）	東京都教育委員会「聴覚障害教育コミュニケーション指導等の研究委員会」設置—報告書公示後，ろう学校幼稚部，小学部で手話を活用
1999（H11）	●言語聴覚士法制定			
2000（H12）	新生児聴覚スクリーニング検査試行予算化	IV期：新スク検査と早期療育，手話法との二極化	2002（H14）	●特別支援学校の就学基準の改正
2001（H13）	◎WHO総会　国際生活機能分類（ICF）採択		2006（H18）	筑波短期大学4年制に移行，大学院設置（2010）
2006（H18）	◎国連総会で障害者権利条約採択		2006（H18）	東京都中央ろう学校開校—大学進学中高一貫校
2011（H23）	●障害者基本法改正：障害者権利条約に対応		2007（H19）	●学校教育法改正—特別支援教育の本格実施「特別支援学校（聴覚障害）」，特殊教育から個別教育ニーズへ
2012（H24）	●児童福祉法改正：「児童発達支援センター（難聴）・児童発達支援事業所」療育対象障害種の一元化	V期：重複する障害と評価・指導と，連携対応	2009（H21）	特別支援学校指導充実事業として外部専門家の活用事業の予算化
2013（H25）	●国連の障害者権利条約：日本が批准		2012（H24）	中教審答申—「共生社会に向けたインクルーシブ教育のための特別支援教育の推進」（報告）
2014（H26）	日耳鼻，小児適応基準改定（1歳以上）：小児難聴精密検査機関公表		2013（H25）	●特別支援学校就学制度改正
2016（H28）	●障害者差別解消法施行：差別の禁止，合理的配慮の法的義務化			
2019（H31）	新スク後療育厚労省・文科省連携プロジェクト	VI期：新スク検査後の医療・療育・教育連携，新たな支援課題	2018（H30）	●学校教育法改正，通級による指導（高等学校）の本格実施—訪問教育，自立活動での科目教育の受講の読替
2020（R2）	●電話リレーサービス公共インフラ法制化			
2020（R2）	全日本ろうあ連盟，ろう児・難聴児療育支援の当事者参画プロジェクトチーム立ち上げ，日本言語聴覚士協会理事・日耳鼻理事（著者・中川尚志）協力			

◎：国際的動向，●：国内法制定

わが国には，1889年に米国のグラハム・ベルによる視話法（ビジブルスピーチ：音声コードを用いる）の実践（伊沢修二）や，音話主義（小西信八）が普及した。

大正期には，1919年に大阪の西川吉之助が米国口話法を取り入れて娘の浜子の教育成果をあげ，1920年にライシャワーによって口話教育による日本聾話学校が設立され，名古屋市立聾学校で純口話教育を採用した。大正期から昭和期には口話法を主流として，ろうあ児の音声言語獲得の可能性の追求に関係者の努力が注がれた。

2. 第Ⅰ期 1950〜1960年代—小児難聴・言語障害児の鑑別

1952年には，標準オージオメータが発売され，音叉から閾値測定による難聴診断が行われ，知的障害等言語障害児との鑑別が進められた。北欧諸国で始められた「障害者も健常者と同様に生活できる社会的支援」というノーマライゼーション（Normalization）の理念を背景に，わが国でも1960年代に保育園や幼稚園に通わせながら言語発達を促す統合保育の理念（Integration）が普及した。

信州大では，鈴木篤郎らがCOR（1960年）を開発し，2〜3歳の幼児の難聴診断が始められた。聾学校では，まだ乳幼児指導がされていないことから，同大学で田中美郷が英国Ewingのホームトレーニングにヒントを得て，耳鼻科外来において家庭での母親の記録をもとに助言指導を行い，難聴幼児の家庭教育（ホームトレーニング方式）として，早期対策の重要性を指摘し，音声言語発達の可能性を拓いた[7]。

1964年に国立聴力言語障害センター（現国立障害者リハビリテーションセンター，吉野公喜，中村公枝），1970年に東京都心身障害児福祉センターで早期診断・言語指導[8]と相談が行われた。岡山県では，岡山ろうあ児福祉施設大元寮の施設内に難聴幼児母子訓練部門として「岡山かなりや学園（1969年）」が設置された。秋田県では，片桐格がルーテル愛児幼稚園「ことば」の教室（現子ども発達支援センターオリブ園）を開設した（1967年）。東京では，金山千代子が「母と子の教室（1966年）」，徳光裕子が「富士見台幼児聴能言語訓練教室（1968年；現富士見台聴こえとことばの教室）」を開設し，各地域で先進的取り組みとして難聴幼児の聴能言語指導が行われ，音声言語獲得と健やかな成長について報告された。

耳鼻咽喉科外来での難聴診断後に，帝京大学，東京医科歯科大学，金沢

大学，京都大学，川崎医科大学（森寿子）などでは，聴能訓練士（現言語聴覚士）などによる言語指導が行われた。当時の難聴児診断・診療について，帝京大学では1973〜1974年で360名，岡山大元寮クリニックでは1969〜1974年に541名[9]，母と子の教室1966〜1971年に498名[10]の多数例の報告がある。言語指導法としては，聴覚を活用して音声言語の獲得を促し，聴能訓練とコミュニケーション発達を重視し，母親による日々の会話をベースに言語発達の可能性を追及して，その成果が報じられた。共通して，家族中心指導（Family-Centered Approach：MP Moelle）とし，日常会話での言語学習を重視した自然法（Natural Aural Approach：A.Groht）を取り入れた。母親法（金山千代子氏）[10]では，「こころとことばを育てる」として前言語期の相互交渉と幼児との共感性に基づいた指導を行い，家族との連携によって就学までに学齢対応の言語獲得の成果をあげた。金沢方式（鈴木重忠，能登谷晶子）[11]では，文字を介して言語獲得を支援した。聾学校では，1962年には幼稚部（3〜6歳）の設備補助が始まり，徐々に全国に拡大して1955〜1975年の幼稚部在籍児は503名から2,186名と急増した。日耳鼻の岡本途也，大和田健次郎，服部浩，高木二郎，鳥山稔他のご支援により第I期の小児難聴臨床・研究の道が拓かれたといえよう。

3. 第II期 1970〜1980年代―聴覚活用と言語指導の成果（難聴通園施設での難聴児指導）

帝京大学病院に言語訓練室が開設され（1974年），筆者ら言語訓練士3〜7名による言語指導が始められた（石田宏代，進藤美津子，工藤多賀，他）。難聴診断後のホームトレーニングプログラム[7,12]（1回/週，10回）では，聴力検査，補聴器適合，両親講座，福祉相談を行い，医師（田中美郷），言語訓練士，医療福祉士のチーム医療とし，長期指導（1〜5歳）[13]として母子対話を中心としたAuditory-Oral法を用いた。学齢制グループ指導と個別指導，教材や指導法の体系化を行い年齢相応の言語発達を促し，小学校就学を進めた。開設後10年に小児743人[14]の診断・指導が行われた。教室内では，ABRの小児適用や人工中耳の開発と補聴器研究（小寺一興，他）[15]が行われ，聴覚活用と早期診断を加速した。

難聴幼児通園施設での療育は，1975年に「難聴幼児通園施設の設備及び運営の基準」の通達に設置根拠を得て0〜5歳児の指導が始められた。

療育実績から片桐格と絹巻忠が厚生省（現厚生労働省）に要望陳情を重ねて，秋田のオリブ園，岡山かなりや学園が全国で最初の認可難聴幼児通園施設として出発し，翌年以降1980年までに香川こだま園（野中信之），広島市山彦園（津田道夫），広島県の「ゼノ」こばと園（塩出順子），大阪市ゆうなぎ園，福岡市ありんこ園などが設立された。その後，岐阜みやこ園（伊藤泉）など，1995年までには全国27施設が認可された。

　それまでは，「ろうあ児施設における難聴幼児の指導訓練について（厚生省，1969年）」により，福祉措置として施設に収容して保護し，生活指導や指導訓練が行われていたが，1975年の通達により廃止された。これにより母親などと連携して，児童福祉法による「ろうあ児施設」に通園し，難聴幼児（0〜5歳）の指導訓練を行うものとした。当時は，聾学校では乳児の支援がなく，厚生省は「谷間の難聴児」への施策とした。

　療育内容として，「難聴幼児に対して，聴力，言語能力の発達の程度，聴能訓練，補聴器装用訓練，言語能力の機能訓練を行う。母親他保護者には，補聴器の構造と機能など難聴幼児の指導に必要な基礎知識を習得させ，家庭での扱い方，言語訓練の実施方法について指導を行うものとする（厚生省）」として，聴能訓練担当職員，言語訓練担当職員を各2人以上，児童指導員ほか，難聴幼児5人につき1人以上配置とした。また家族支援を基盤として保育園などと並行通園を行い，インテグレーション療育を推進した。

　聾学校では，1960年に日本聾話学校で2歳児学級，1970年に静岡聾学校ほかで3歳未満児学級に校内操作などで教員が配置され，教育相談が始められた[4]。また，東京での聴覚障害児教育国際会議（1975年：大会長大嶋功）を機に，筑波大学附属聾学校教師で当事者である伊藤政雄らがトータルコミュニケーション（TC）研究会（現ろう・難聴教育研究会）を立ち上げ（1977年）[16]，口話教育の徹底により手話を禁ずる教育を批判し「ろう教育に手話を」と実践と運動を行った。これにより手話を母語とする「ろう文化」と手話法へ関心が高まった。

　海外の動向としては，1988年3月に米国ワシントン州の聴覚障害者の大学であるギャローデット大学で米国障害者法（ADA）法制定など差別禁止の機運を背景に，学生の The 'Deaf President Now' Movement が高まり，設立124年ではじめて聾者の学長が選出された[17]。

4．第Ⅲ期 1990 年代─補聴器・人工内耳による聴取能改善と音声（言語聴覚士法制定）

　保健所での 3 歳児健診時に耳鼻科健診が加わり（1992 年），囁語検査・質問紙などの簡易聴力検査が加えられ，慢性中耳炎や軽中等度難聴児などの言語発達への影響が注目された。第Ⅲ期には，補聴器のデジタル技術開発と人工内耳装用による聴覚活用が進む一方で，国内外での手話の活用の二極化が進んだ。1983 年に米国食品医薬品局（FDA）で人工内耳の成人適用が，1990 年には小児の適用が認可された。わが国では，1985 年に人工内耳の成人における第 1 例手術に続き治験症例が重ねられ，1994 年には保険収載されて人工内耳と補聴器装用との医療費負担差が減じた。1998 年には小児人工内耳適用基準〔日本耳鼻咽喉科学会（日耳鼻），2 歳以上〕が公表され，高度難聴児の聴覚活用と音声使用が飛躍的に向上した。人工内耳手術施設基準として術後のハビリテーションの重要性が説かれ，大学病院などで言語聴覚士の配置が進んだ。

　一方で，米国では 1990 年には ADA 法が制定されて障害による差別が禁止された。国内の聾学校では，障害の重度化，知的障害の重複化が進み，聴覚障害児のコミュニケーション手段に関する調査研究協力会議後の「多様なコミュニケーションの活用〔文部省（現文部科学省），1993 年〕」が報告され，2008 年ごろまでにほとんどの聾学校で手話などが併用されるようになった。「聾者は手話を使う言語的少数者」との木村晴美らの宣言があり，早期療育を受けて高等教育に進んだ聴覚障害青年が米国留学帰国後に，手話は音声言語と同じ言語学的要素と機能を有する[18]と，劣位する根拠を排した。早期療育の会話モードについて見直しが行われた。

5．第Ⅳ期 2000 年代─新生児聴覚スクリーニング検査と早期療育，手話との二極化

　2001 年に世界保健機関（WHO）総会で国際生活機能分類（ICF）が採択された。国際障害分類（ICIDH；1980 年）では，「疾病の帰結（結果）に関する障害分類」としたのに対し，ICF では障害は「健康の構成要素に関する分類」とし，当事者の機能としてばかりでなく社会との相互作用で障害が生じるとして，新しい健康観を提起した。

　国内では，米国・欧州連合（EU）で導入されていた新生児聴覚スクリーニング検査（NHS）に試行的予算化（2000 年）がされた。当事者からは

優性保護思想との批判や取り込みすぎなどに議論が生じたが，徐々に各地に普及した。国内産科・産院での自動聴性脳幹反応検査（AABR）または耳音響放射検査（OAE）の導入と Refer（要再検）児の耳鼻科での精密検査の実施により，1カ月齢までの NHS，3カ月齢までの難聴診断と6カ月齢までのリハビリテーション開始（1-3-6plan）の地域体制化が先進的地域で進められた。厚労省は，NHS の導入の際に難聴診断後には「療育」を行うことを条件にした。そして日耳鼻は NHS に関するマニュアルを公表し，児の全人的な発達支援と母親の心理的ケアの配慮，療育・教育機関との地域連携の必要性を指摘した[19]。医療関係者において難聴診断後の包括的支援と言語聴覚士の役割が改めて共有されたことは特筆すべきといえよう。

2007年には学校教育法改正により「特殊教育」から「特別支援教育」制度となり，聾学校は校内での教育を行うのみでなく，通常校他の聴覚障害児支援を担い，インクルーシブ教育による共生社会の実現に向けた，地域のセンター化機能が明記された。これにより教育カリキュラムに基づいた指導から個別の教育ニーズへの対応という理念が導入された。また，就学基準の改正では，就学の際に高度難聴の障害基準から 60dB 以上でニーズに応じて中等度難聴児までと拡大され，「療育と教育の専門性分担と連携」について新たな時代に入ったといえる。

6．第Ⅴ期 2010年代前半─重複する障害と評価・指導と連携（児童発達支援の一元化）

2012年の児童福祉法の改正により，障害種別であった障害児の施設体系について障害種別の枠を超えて「障害児通所支援（児童発達支援等）」に一元化し，難聴幼児通園施設は児童発達支援センター（主に難聴）として療育対象の拡大が図られた。これにより措置から個別支援計画に基づいた支援ニーズ[20]へと改正された。なお，出生率の低下などによる通園児の減少傾向などから，全国盲ろう難聴児施設協議会登録は 18 施設となり，全国発達支援協議会へ加入施設もある。それ以前に，2004年に26施設となり，現在，主に難聴児療育を行うのは 20 施設とされている（厚労省）。厚生労働省の障害児施設のあり方に関する検討会ヒアリング（2014年）で，同協議会会長の後藤進氏は，①難聴の障害認定前からの家族支援，②児童発達支援センター（主に難聴）を全国設置し地域格差の解消，③幼児期のインクルーシブ保育支援の役割として保育園併行通園の制度保障，④言語

聴覚士を増員し専門的支援の地域格差解消，⑤乳幼児期のインクルーシブ支援を安定運営できるような給付制度と，一貫した難聴児支援が持続的に運営できる児童発達支援センター（主に難聴）の設置を要望した[21]。

　人工内耳については，日耳鼻は小児適応基準を1歳以上と改正し（2014年），NHS後の診断に継続して人工内耳適用が早期化した。人工内耳装用は，先天性重度聴覚障害児への標準的医療として普及し，医療施設での人工内耳術後のプログラミングなど，リハビリテーションを担当する言語聴覚士では Audiologist としての専門性が向上し，一方で従来からの言語発達支援の療育的専門性との分業化が進んだ。さらに，NHS後に知的障害などを重複する難聴児への人工内耳適用が拡大され，また術後の語音明瞭度不良例に対する TC 法[16] の適用など，子どもの障害に応じて言語獲得に有用なコミュニケーションモードが検討されるようになった。

　さらに，聴覚特別支援学校幼稚部の高度聴覚障害児で人工内耳装用児が60％[22]と多数を占め，特別支援学校指導充実事業の一環として外部専門家の活用事業など，言語聴覚士の非常勤雇用による自立活動支援が始まり，医療・教育連携の一つの形となった。

7. 第Ⅵ期 2010 年代後半以降―新生児聴覚スクリーニング検査後の医療・療育・教育連携支援，新たな支援ニーズ

　NHS後の耳鼻咽喉科難聴診断の体制が進み，療育・教育機関に通う難聴児の 80 〜 90％は NHS 受検後に療育が始められ，重度聴覚障害児では NHS後の人工内耳装用により，それまでの視覚ベースでの言語獲得から聴覚音声ベースに拡大した。

　人工内耳装用後には個人差が大きいが，平均語音明瞭度 61%，ハイリスク児以外では 76%[23] と，中等度難聴程度の聴取能を獲得し，家族の療育負担は軽減される傾向が示されたといえる。さらに，NHS では 35dB の検査音を用いることから軽中等難聴児の早期診断につながり，人工内耳装用児を含めて心理社会適応などの発達上の課題を有していることが指摘されている。また，母親の就労や貧困，一人親，乳幼児保護などの現代の子育てリスクが療育のあり方に影響を及ぼし，インクルーシブ環境の整備には新たな支援ニーズが生じている。

　診断から療育への円滑な連携体制や NHS 費用の公的負担には，地域格差が生じた。そこで各種団体の要望により，2019 年に厚生労働省と文部

科学省による難聴児支援連携プロジェクトや自民党難聴対策議員連盟の要請に基づき，NHS 後の地域連携支援の促進に関する政策提案がなされた。地域の療育支援体制や自治体の相談窓口・連携推進事業，難聴児の早期発見・早期療育推進のための基本方針作成に関する検討会（厚生労働省），国立特別支援教育総合研究所の教育・療育・医療連携に関する専門研修（文部科学省）の開催，地域連携の体制化に踏み出したといえる。

　また，障害者差別禁止条約（WHO）の批准と国内法改正に基づき，障害者基本法の3柱（雇用の促進，公共施設と情報利用のバリアフリー化）の最後の法制度の措置として「公共インフラとしての電話リレーサービス」の法制化が進められた（2020 年）。手話や文字通訳を介して聴覚障害者の電話利用支援で社会参加推進の一助となる法制化と期待が高まる。

Ⅲ. 療育と教育における聴覚障害幼児の指導の連携について

　難聴児の早期療育に基づく言語獲得支援の臨床実績が重ねられ，難聴児の高等教育進学や多様な職業参加が推進された。しかし，難聴児早期介入体制はいまだ途上といえる。実践統計では，難聴児の発症率を 1.5 人／1,000 人として，国内出生児数 90 万人／年であれば，0 〜 5 歳児の療育対象となる先天性難聴児は約 8,100 人と推計される。しかし，現在の支援施設利用児（0 〜 5 歳児）は，療育 1,212 人（18 施設，2020 年），教育 2,836 名（86 校，2012 年，幼稚部／教育相談）で半数にすぎない。一方で，少子化の進む地域では児童発達支援施設での難聴児の充足率や安定運営の課題も指摘されており，施設によっては保健所の難聴健診や地域の子どもの子育て支援，訪問や放課後デイへの専門的支援，教育連携などの職能の拡充による実践が進められている。地域の児童発達支援において，子どもの難聴の継続的なケアと言語発達に関する専門的サービスや社会啓発事業など，インクルーシブ環境における共生社会実現に向けた支援の役割が要請されているといえる。

Ⅳ．おわりに

　本稿では，小児難聴臨床における難聴児指導と家族支援および社会的動向について，近年の療育開始から現在までの概観を試みた。各年代と各地域において，多くの先人による難聴児支援の開発の歴史に基づいて今日までの発展が築かれたことを理解できる。

　難聴児者臨床に携わる言語聴覚士は現在，資格取得者の 6.0%（2,082 人，複数回答，2017 年）[24] と少ないが，世界的には高齢者を含む難聴児・者の増加傾向（WHO；2019 年）が推計され，乳児から高齢者までの生涯発達における「聴覚の保健ケア」に大きな貢献が期待されている。日耳鼻では，「耳鼻咽喉科診療所の将来像として従来の耳鼻咽喉科診療に加えて，聴覚障害，平衡障害，咀嚼・嚥下障害，音声・言語障害，発達・認知障害に対するリハビリテーションなどの付加的医療の提供とコメディカルスタッフを組み入れる必要性」[25] を指摘しており，雇用環境の整備とともに職能のプロトコールの共有が要請されている。

　言語聴覚士による難聴乳幼児・児童の支援では，認知発達に注目したきめ細かいコミュニケーション指導と家族に寄り添った支援が行われている。言語学的アセスメントに基づいて，個別の支援ニーズを把握した効果的な指導に専門性[1, 12] を有し，知的障害を重複する難聴児には，認知・行動特徴についての医学的知識を背景にして複眼的に状態像を把握し，ニーズに応じた支援に特色があると考える。また，分業化する医療においても，保険診療による時間的・設備的な制約があるが，「難聴児の心とことばを育てる」包括的な支援の理念を共有して言語指導の運用や教材の扱い，家族支援のプログラム化に配慮することが望まれる。子どもの健康と成長を育み，難聴児の言語発達と想像力豊かな言語的世界が享受できるよう，支援・指導プログラムの精選と専門家研修の充実が必要といえよう。最後に，本稿は筆者の経験と渉猟した文献により作成し，最大限の注意を払ったつもりであるが，不十分な点については御教示を賜りたい。

●文献●
　1) 廣田栄子（編著）：特別支援教育・療育における聴覚に障害のある子の理解と支援．学苑社，2021

2) Moeller MP, et al：Current State of Knowledge：Language and Literacy of Children with Hearing Impairment. Ear Hear **28**：740-753, 2007

3) 日本音声言語医学会史（http://www.jslp.org/kinenshi/index.htm）2021 年 3 月 29 日閲覧

4) 日本聴覚医学会 50 年の歴史（https://audiology-japan. jp/japan_audiological_society/outline/japan_audiological_society/）2021 年 3 月 29 日閲覧

5) 文部科学省：聴覚障害教育の手引―言語に関する指導の充実を目指して．ジアース教育新社，2020

6) 小畑修一：我が国における聴覚障害者の言語教育の歴史．リハビリテーション研究 **50**：2-8, 1985

7) 鈴木篤郎，他：幼児難聴. 医歯薬出版，1979

8) 吉野公喜，他：早期より聴能訓練を実施した高度聴覚障害児の幼稚園，保育園適応と就学後の適応状況について．Audiol Jpn **17**：262-272, 1974

9) 小倉義郎，他：難聴幼児訓練施設における幼児難聴の原因. 岡山医学会雑誌，**95**：891-896, 1983

10) 小橋　豊，他：小林理学研究所母と子の教室の概要と来室児の経過― Hearing therapy について．Audiol Jpn **14**：180-188, 1971

11) 鈴木重忠，他：早期より文字言語を導入した聴覚障害児の言語検査成績. 音声言語医学 **29**：280-286, 1988

12) 広田栄子：大学病院におけるホームトレーニング．JOHNS **9**：243-248, 1993

13) 喜多村健（編）：言語聴覚士のための聴覚障害学. 医歯薬出版，2002

14) 赤井貞康，他：小児難聴言語外来における臨床観察. 日耳鼻 **85**：1456-1461, 1982

15) 鈴木淳一，他：現用補聴器の問題点とうえこみ型人工中耳の開発. 日本音響学会誌 **35**：43-47, 1979

16) 田上隆司：トータルコミュニケーションについて．リハビリテーション研究 **50**：9-15, 1985

17) Harvard Linguistics Department－Deaf History Timeline（https://projects.iq.harvard.edu/asl/deaf-history-timeline）2021 年 3 月 29 日閲覧

18) Quigley SP, et al：Comprehension of relativized sentences by deaf students. J Speech Hear Res **17**：325-34, 1974

19) 廣田栄子：乳幼児難聴の聴覚医学的問題「早期診断と早期療育における問題点」．Audiol Jpn **56**：199-211, 2013

20) 児童発達支援ガイドライン（https://www.mhlw.go.jp/file/06-Seisakujouhou-12200000-Shakaiengokyokushougaihokenfukushibu/0000171670.pdf）2021 年 3 月 29 日閲覧

21) 後藤　進：II．通所支援児童発達支援センター（主に難聴 旧難聴幼児通園施設）の部. 第 3 回障害児支援の在り方に関する検討会, 2014（http://www.mhlw.go.jp/file/05-Shingikai-12201000-Shakaiengokyokushougaihokenfukushibu-Kikaku-ka/0000043702.pdf）2021 年 3 月 29 日閲覧

22) 菅原充範，他：聴覚障害幼児の言語発達に関する横断的検討―特別支援学校（聴覚障害）全国調査. Audiol Jpn **63**：130-139, 2020

23) 赤松裕介，他：先天性重度聴覚障害人工内耳装用例の単音節聴取能の検討. Audiol Jpn **64**：2021, 印刷中

24) 日本言語聴覚士協会（https://www.japanslht.or.jp/）2021 年 3 月 29 日閲覧

25) 日本耳鼻咽喉科学会渉外委員会：耳鼻咽喉科診療所医師を対象とする「ST 雇用の実態調査 2019」の集計結果. 日耳鼻 **123**：491-504, 2020

第6章　吃　音

小澤惠美

I．はじめに

　病院という場において，幼児・学童・中高生・成人という幅広い年齢層の吃音の人たちに，36年（1968～2004年）に渡り臨床を続けた中での変化・印象に残った仕事などを記したい。働き始めは，吃音の人たちとその家族とのグループ面接・グループ指導から入り，しだいに個別の指導，特に吃音症状の生起する場や特徴から指導方策を考えることに集中した。途中，わが国における共通の吃音症状分類と検査課題を提示した「吃音検査法」の作成に携わり資料の収集・分析を行った。

II．始まりはグループ面接

　今，筆者の手元に「吃音グループ診療報告（1968年5月2日～28日）」と題した報告書の下書きがある。国立聴力言語障害センターに吃音を主訴として待機していた新来の人たちに対して，年齢別にグループ面接を行った報告である。計72名（男60名，女12名），内訳は幼児（3～5歳）16名，小学生37名，中学生以上成人（13～31歳）19名とある。
　幼児・小学生・中学生は，子どもと親を分離・平行して面接した。親面接は神山五郎先生と同僚職員1名，子ども面接は筆者と研修生1名であった。グループ新来面接以後ほぼ3年間，幼児・小学生・中学生・高校生・成人に対して年齢別にグループ指導を行い，グループを編成できない場合は個人指導を行った。

神山先生は，東京大学医学部時代に吃音研究会を立ち上げられ，日本における吃音研究の文献調査を始め多くの活動をされた。卒業後米国ウィチタ大学で言語病理学の課程を修められ帰国されて言語課長となられた。

　国立聴力言語障害センター「二十一年のあゆみ」[1] によると，開所 1958年から数年間は相談・検査が多かったが，1964年ごろから吃音の対象者数が増加し，吃を専門に担当するスタッフの数も増加したので，継続的に訓練を行う体制ができた。言語治療とともに心理療法の技法が積極的に適用され，幼児には非指示的アプローチによる母親への集団面接と幼児への集団遊戯療法を，学童・中高生・成人には言語治療に統合してサイコドラマ（高校生以上）を，心理面で特に問題ある成人吃音者への非指示的アプローチによる集団カウンセリングを，さらに緊張の高い吃音（小学 3，4年以上）には催眠・自律訓練などの心理療法を試み，効果を上げていたとある。ところが催眠・自律訓練のアプローチをされる先生以外は，大学への移籍や他の事情で相次いで退職されて筆者が引き継ぐ形となった。吃音グループ面接の直前 1968年 4月から働き始めた。集団面接・集団指導については，既定の方針があり迷う余地はなかった。

　大学の学部は，英米文学であったが「言語治療士（当時の通称）」を目指し神山先生に相談に伺った。言語障害の中でも吃音は，心理面の関与も大きいと推測され文学部出身者として近づきやすかった。

　当時待機されていた多くの吃音の人とその家族を前に，筆者がもっていたものはわずかであった。1つ目は，前任者の一人，府川昭世先生の研修生として成人吃音の人たちのグループ指導，特に心理劇に参加させてもらったこと，中学生の個人指導を見学させてもらったことである。指導のイメージをつくるのに役立った。

　2つ目は，修士論文「成人吃音者の談話に対する聴き手の知覚と判断に関する研究」[2] の作成であった。1966年，結成まもないセルフヘルプグループ言友会の 50名の協力をもらい，談話をビデオ録画して分析し，その中から吃音症状の特徴の異なる 10名の談話を編集して100名の聴き手（学生）に各談話の話し方の印象を自由記述してもらい，吃音という知覚と判断が，どの話し手に現れるか調べた。聴き手がどういう人を吃音者と判断するか，また種々の言語特徴の中の何をもって吃音と知覚・評価するかを明確にすることを目標とした。その後の指導における吃音に対する話し手や聴き手の認知や評価，聴き手との関係の考察という面でこの論文作成は役立った。

　3つ目は，「吃音研究ハンドブック」[3] が出版されて精読したことだった。この本は，Bloodstein による「専門家のために書かれた吃音の手引き」，米国吃音財団による「吃音研究のための用語解説」「学校におけるどもり治療の実際—57 の質問とその答え」「日本の吃音文献」という構成であった。これで吃音の基礎的情報を学び治療に関して Johnson や Van Riper などの米国アイオワ学派を知ったのは，おおいに役立った。

　4つ目は，笹沼澄子先生から「WilliamsDE：Stuttering Therapy for Children[4]」を紹介してもらい研修生とともに勉強した。幼児と成人の治療に比して情報が入りにくかった7〜12歳の学童期の臨床研究であり，学童期のグループ治療の進め方などにとても参考になった。

　これらの学びから吃音の原因は不明であり，素因を含むにせよ，その後は学習の関与があり，変えられる可能性もあるというイメージをもち出発した。

Ⅲ．　グループ指導

　グループ面接から実際の指導を希望するものは52名となり，その中で人数の多かった幼児・学童・成人のグループ指導を原則週1回の間隔で3カ月から1年間継続して行った。中学生・高校生は個人指導を行った。幼児は，年齢により3グループ，学童は2グループ　さらに母親グループを編成した。成人は1グループであった。すべてのグループを同僚の言語聴覚士と2名で担当した。二人とも吃音指導ははじめてであり，子どもたちの母親の年齢も全員年上で，成人も年上のケースが多く，心細さを感じながらのスタートであった。

　幼児グループには，遊戯療法の原則を参考に子どもの動きを中心に，遊びながら観察を行う。母親グループには，吃音についての情報を提供するとともに，これまでの経過や気持ちを作文にしてもらう，子どもが吃音の問題をもつ母親同士として戸惑いや葛藤などを話し合うなどをしてもらった。**表1**に実施した母親グループの内容を記す。話題は吃音への対処にとどまらず，広く養育上の問題，例えば食が細くて困るなどに及び，「新米」の言語治療士として常に背伸び状態で対応していた。この母親グループ指導の追跡面接の報告がある[5]。若葉陽子先生による詳細な臨床的研究が継

表1　母親集団面接のプログラムと実施内容（文献5）より転載

	第一部	第二部	第三部
目標	副読本*1を中心に, 吃音に関する知識を得る	具体的課題について, 観察を行い, 理解を得る	母親自身が問題提起を行い, 自主的に解決する態度を形成する
各セッションの内容	1 各メンバーの自己紹介 2 「子どものどもり」一章 3 「子どものどもり」二章 4 「子どものどもり」三章 5 宿題をもとに話し合う	6 3～5歳児の非流暢性の観察（録音テープにより） 7 子どもの遊戯場面の観察 8 子どもの症状の紹介をして子どもを受容する必要を考える 9 宿題をもとに話し合う 10 宿題をもとに話し合う	11 母親自身が問題提起を行う 12 日記にもとづき問題点をいい話し合う 13 日記にもとづき話し合う 14 家庭で子どもを観察したことにもとづき話し合う父母の子どもへの評価の差をもつ 15 吃音を治した経験をもつ母親を囲んで話し合う治した経験をもつ母親の話しの感想 16 母親集団面接の感想
宿題		子どもと遊び, 子どもの状態や母親自身を観察 子どもの食事を観察	副読本*2を読み, 感想文を書く　　日記をつける
個人面接	(A)*3 (B)	(A)　(B)	(B)　(A)　　(B)

*1 笹沼澄子, 他：子どものどもり. 日本文化科学社
*2 黒丸正四郎, 他：幼児の世界. 日本放送出版協会
*3 (A)(B)は, ケース名

続発表された時期でもあった[6]。

　追跡面接は, 3歳幼児の母親グループ（1970年10月から1971年3月まで16回にわたる）参加者4名に, ほぼ3年後, 母子ともに行った。4名中3名は治癒またはほとんど治癒し, 1名は継続指導を受けた。治癒またはほとんど治癒した3名の発言の中から発言の変化があった経緯を考察した。

①なんらかのきっかけ（母親の働きかけの変化や偶然的な環境の変化など）からどもりの減少が母親に経験される。

②養育上の努力は吃音の減少が起こる前から続けられていたと思われるが, 減少が起こってからは養育上の洞察が得られやすくなる。

③養育上の安定感が得られるのは, 吃音がまったく, またはほとんどよくなってからもたらされる。

④そして吃音への不安は，吃音が完全によくなってからも存在することが推測された。

治療を担当する側からは，吃音が減少するという事態を母親に経験させる治療を早期に構成することが必要であることを痛感した。

小学生グループには，①気持ちをほぐす，ことばを使わない遊び（ボール遊び，粘土遊び，フィンガーペインティング，ジェスチャー遊びなど），②流暢なスピーチを経験する（斉読，ことば遊びなど），③吃音の瞬間への対処（吃ったら，それ以上は力を入れず，そのまま楽に伸ばすようにして先に進む引き出し法など），④一部のこどもの担任への電話・訪問・手紙連絡を行った。

成人グループには，土曜日午後1回2時間　①吃音についての情報提供，②自由な話し合い「もし私が吃音でなかったら」「これからやりたいこと」などテーマを設けることもあった，③心理劇，④流暢なスピーチを経験する，ため息療法など，⑤吃音の瞬間への対処（吃ったらそれ以上は力を入れず，そのまま楽に伸ばすようにして先に進む引き出し法など）を行った。ほぼ3年間グループ指導を中心に続けたが，その後は個人指導を中心に行うことになる。これは，グループ指導を行いながらもっと個人に集中して指導を行いたいと感じたことによる。

Ⅳ．個人指導

1972年ごろから個人指導が主になる。吃音症状の特徴や，吃音症状がどこに生じているか（吃音が生起する場）を観察分析して，そこから得た知見をもとに，その事例に合わせた治療方策を考えるという方針である。この方針は「自然に」「他の選択肢はない」という形でこの時期より自覚された。「他の選択肢はない」ということは，吃音という問題に心理でもなく医学でもなく教育でもなく……，非流暢性および言語症状という現象を入口にして臨床を行うことを意味していた。

Van Riper の代表的な著書2冊[7, 8]が出版され，同僚・研修生と分担して勉強会を続け，選択しながらであるが読了したことは大きな支えになった。この勉強会には，森山晴之先生（当時附属専門職員養成所教官）も参

加している。森山先生は養成所の教官として吃音の講義をしており，吃音の実習の分担，後述する「吃音検査法」の開発や臨床研究と，長きに渡り継続してともに仕事を続けることができた。

1．言語症状の分析からの出発

　森山晴之先生[9]は，言語症状の分析という立脚点を明確にし，それ以降の臨床研究の端緒となる論文を主導した。それまでも吃の進展過程の言語症状の研究はあり，治癒例の報告は多かったが，治癒までの言語症状の分析を行った報告はなかった。事例は，発吃後約2年で治癒の認められた初診時3歳の男児であった。治癒までに非流暢性の波が期間内に3つの山をもちながら時間軸に沿って漸減した。応答，絵単語呼称の吃頻度は大きく，自発発話の吃頻度は比較的なだらかに下降した。治癒までの吃症状の種類と性質，吃った語彙・品詞の分析，吃った音の種類，語・文中位置などの分析がなされた。森山先生は症状の分析にあたり　Bloodstein[10]，Van Riper[7]，Luper ら[11]を参考にした。これは後の「吃音検査法」の非流暢性の分類作成の参考になった。

　筆者[12]は，治癒までの言語症状の分析の観点を若干広げ自事例で行った。事例は，発吃後約2年で治癒の認められた初診時2歳10カ月の女児であった。分析の観点は，①軽快に至るまでの非流暢性の頻度および内容の推移，②コミュニケーション機能，③文の長さ，④語彙の言語の各側面における非流暢性の推移であった。②コミュニケーション機能と③文の長さが新たな観点である。コミュニケーション機能とは，コミュニケーションにおける話し手と聴き手の間にどのようなやりとりがなされているかその働きを指す。

　文の長さは，初期には1～2文節文の短い単文で症状が生起しているが，後期には短い単文では生起しにくくなっている。3文節以上の長い文では，なんらかの非流暢性が生起し，まったく流暢に話すことは少ない。非流暢性の頻度の減少とともに，複数組み合わされた症状（継起症状）が減少し，単一症状が増加した。緊張成分が減少して楽な1～2回の繰り返しに変化していった。

　コミュニケーション機能の分析により，どのような機能で吃が生起するかを観察して，具体的な方策を考えることをこの論文作成から強く自覚した。一例をあげると，Yes-No 疑問文への応答に比して wh 疑問文への応

答において非流暢性が生起した。「質問への応答でどもる」という母親の報告から，聴き手が制御できる数少ないコミュニケーション機能として「質問を控える」という方策があることに気づいた。しかし，すでに前述のVan Riper[8] に幼児への質問はコミュニケーション上のストレスになりうると記されていた。そのほか，軽快までにいくつかの特徴を見出した。例えば，現前事態の発話に比して，非現前事態の発話のほうが後期まで非流暢性が続くなどである。

2．コミュニケーション場面の実施と言語訓練

　吃音の生起する場の分析・観察を指導に活かす実践として，幼児吃音から小学校低学年に対して，コミュニケーション場面の実施と言語訓練を柱として以後の臨床を行った。幼児から小学校低学年の指導の全体像は，以下のとおりである[13]。

①指導初期には，母-子，訓練者-子のコミュニケーション場面を設定し，母親自身の観察を助け，コミュニケーション上のストレスの減少を図り症状の減少に導く。

②これと並行して（あるいは少し時期を遅らせて）流暢性を確実に経験できる場面（流暢性促進訓練）を設定する。

③次は文の構成成分（語音・語・文・文章）や長さを軸として症状の生起の場を検討しながら，種々の教材や内容を工夫し，流暢性の達成を目指す。この過程で，子どもの吃への自覚の程度により緊張性の吃を楽に改変するために随意吃の導入など吃音への対処を行う。

④語音・語・文・文章レベルで流暢性がほぼ達成され，その過程で生起する吃音への対処が可能になったら，再びコミュニケーション場面を導入・構成する。まず，コミュニケーションの機能別（モノローグ，質問応答，報告，命令など），次にコミュニケーションのストレス別（順番，時間的圧力など）に場面を構成し，しだいに多様なコミュニケーションの要素を含む統合的場面を構成，さらに日常生活におけるコミュニケーション場面に拡大していく。

　個人に即した治療方策を考える基礎として吃音症状，特に言語症状の分析による知見の積み重ねが必要との認識がさらに深まった。この認識は，1977年の「吃音検査法」の開発に参加したことの影響を受け強まった。1981年に吃音検査法（試案1）が作成され，この試案1を用いての臨床研

究を以後続けることとなった。ここで「吃音検査法」の開発と経過を述べる。

V. 「吃音検査法」の開発と経過

　1977 年に日本音声言語学会言語障害検討委員会が発足し，吃音検査法
も取り上げられた。ときを同じくして，日本聴能言語士協会においても同
じテーマが取り上げられ，目的と担当者を同じくすることから，吃音検査
法の検討と作成は日本音声言語医学会・日本聴能言語士協会の共同作業と
して行われた。吃音検査法委員会（委員長：森山晴之先生）は，吃音問題
の検査・評価の作成を目的とし，幼児・学童・成人（中学生以上）を対象
に作業を開始し，1981 年に試案 1 を作成した。基礎となる言語症状の資
料収集に絞り，吃音児者 124 名，非吃音児者 129 名，計 253 名に試案 1 を
実施し，わが国における吃音児者と非吃音児者の非流暢性と特徴，年代ご
との非流暢性の頻度と特徴を学会で発表した。なお，1998 年には日本音
声言語医学会言語障害検討委員会が解散，2003 年には日本聴能言語士協
会が解散し，その後は実際に開発にあたっていたメンバーのみで継続する
ことになった。

　試案 1 は一課題の項目数が多く，症状分類も細部にわたるため分析に時
間がかかり普及には至らなかった。2003 〜 2007 年「改訂吃音検査法」を
非吃音児者の幼児・学童・中学生・高校生・成人計 340 名に実施し，その
非流暢性頻度と特徴を報告，その後 2013 年に「吃音検査法」[14] として出
版した（図 1）。「吃音検査法」出版後，「吃音検査法研究会（代表：原由
紀先生）」を立ち上げ，検査法の普及のための講習会開催と検査法に関連
する研究を進めている。

VI. 臨床研究「吃音検査法（試案 1）」以降

　「吃音検査法（試案 1）」を実際の臨床での評価や指導に役立つものにす
ることを目的に事例研究を行った。まず，言語症状の特徴が異なる 2 例の
経過をまとめた[15]。初診 4 歳 0 カ月発吃 3 歳 1 カ月男児，初診 5 歳 3 カ月
発吃 3 歳カ月女児の 2 例を取り上げた。男児は，約 2 年間 15 回の環境調

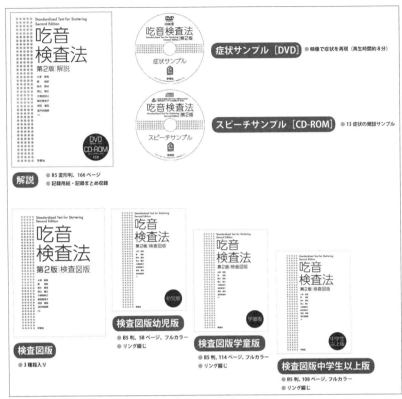

図1　吃音検査法 第2版（写真提供：学苑社）

整と経過観察では好転せず，続いて約10カ月間計24回の言語訓練を行った。女児は，7カ月間計6回の環境調整と経過観察で軽快した。

　2人の経過は異なると考え「吃音検査法（試案1）」を使い吃音症状の比較を行った。男児の初診時重症度プロフィールは4〜7ランク，女児は3〜4ランクで男児のほうが重かった。音の繰り返し回数は男児最高8回，女児は3回で男児が多い。語の部分の繰り返し回数は，男児最高2回，女児は4回で女児が多い。緊張性の症状は男児約7割，女児約2割である。男児は連続して症状が生起する割合が高く，女児は挿入，言い間違い，語の繰り返し，ゆがみなどの症状と音の繰り返し，語の部分の繰り返しが連なっている場合が多い。女児は言語表出に発達の遅れのエピソードがあり，言語表出のスキルの未熟さと関連ある症状と考えた。

　伊藤友彦先生は，1980年から幼児の発話における非流暢性と言語発達

との関連について体系的な研究・考察を行った。例えば，幼児期の吃音の評価・診断においても言語発達との関連でなされる必要があることを示唆した[16]。この頃，筆者は非流暢性の特徴と発話の特徴・背景にある本人の条件を考え，本人に合わせた指導方策を考えるということに関心があり，特徴的なスピーチサンプルを収集し研修会や授業で紹介した。一例をあげると5歳男児が「鉄の棒でたたかれる」と報告しようとして「<u>テテテテ</u>てつのぼう<u>ボボボボボ</u>ぼうで<u>タタタカレラレタタ</u>たたけ<u>ラララララレー</u>られるの」と発話した。正しい文形成のため探索，試行錯誤している過程でモーラの繰り返しが2～5回ほぼ文節ごとに現れた。また，恐い経験を報告している影響もあると推測した。このようなサンプルからただちに何かを立証できるわけではないが，非流暢性の生起した状況や背景，条件を推測して個々の事例についての理解を深めようと試みた[17]。

　1984年，吃音幼児のコミュニケーション環境の調整に資する目的で，複数の吃音幼児と母親，同じ吃音幼児と治療士のコミュニケーション場面を比較し，吃音症状の生起との関連を分析した[18]。その際，3歳男児9名の初診時の遊戯場面における自由会話を分析し，以下の知見を得た。

　①子どもは要求，報告，意思の表現といったコミュニケーション機能で吃音が出現しやすかった。
　②母親は子どもの応答を求める質問や「ごっこ遊び」の科白，治療士は子どもの話しかけへの返事や応答，承認が多かった。
　③母親は治療士と比較して発話速度が速く，子どもの発話速度との差が大きい場合が多かった。
　④コミュニケーション場面で対話を開始するのは子どもからが多く，その際は吃症状が出現しやすかった。

　このように「吃音検査法（試案1）」を使い吃音の症状の出る場をコミュニケーションの機能や発話速度，対話を開始する順番など，具体的に分析することにより助言指導に役立てることを試みた。さらに成人でいくつかの臨床研究を行い吃音検査法（試案1）の中での特徴や位置づけを試みた。以下は，成人吃音者20名の中で最も重い成人吃音者一例の6検査時点にわたる分析で，先行研究の成人吃音者20名，成人非吃音者20名のデータの中に位置づけ臨床資料としたものである[19]。6回の検査の結果は，以下のようであった。

①非流暢性の総頻度は1回目の検査では20名の成人吃音者中1位（226.8）であったが，6回目では20名中12位（21.3）に減少した。

②音読，絵刺激課題での頻度がまず減少し，非吃音者の頻度内に入ったが，発話課題の頻度は減少したものの，非吃音者の頻度内には入らなかった。

③非流暢性の内容は，阻止（ブロック）が1～2回目の主症状であったが減少し，子音部，母音部の引き伸ばし，強勢の割合が増加した。母音部の引き伸ばしは緊張性が少なく楽で，言語訓練で行った随意的引き伸ばしを用いていることが推測された。

　500回を超える言語訓練の後，就職して終了を迎え，その後の追跡で電話も含め職責を果たしていることを確認した。

VII. 治療方策の枠組みの作成

　1979年に幼児・学童・中高生・成人と，多くの年齢層の人たちに行っている種々の働きかけや治療方策を整理して提示したいと考え，吃音の進展段階を縦軸に階段状の概念図を作成した[20]（**図2**）。吃音の進展とは，吃音への自覚や反応，症状の特徴が時の経過とともに悪化の方向に変化することで，米国ではBloodstein[10]，日本では大橋佳子先生[21]が着手しまとめた。吃音の進展は，指導方策を決定する場合に大きな軸となる。概念図左側は，進展段階の特徴を主にした治療方策の適応の根拠を示し，治療方策はどの進展段階にあってもより基本的な方策から考慮することを意図し階段として示した。階段の下方は，吃音に対してより基本的・間接的な方策を，上方はより直接的な方策を示す。上に向かって進むばかりではなく，事例の状態や特徴に応じて行きつ戻りつ対応していくこととした。

VIII. 吃音の終了時期の実際

　第23回日本聴能学会（1997年）の学会長福田登美子先生がシンポジウム「言語臨床の終了時期について」を企画してくれた。吃音の終了時期の

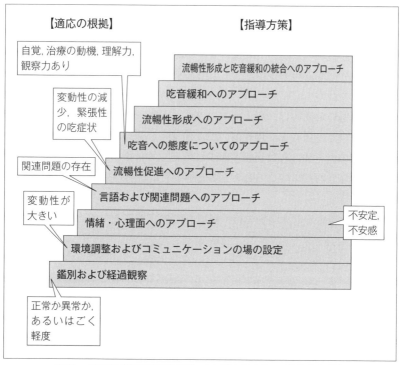

【適応の根拠】　　　　　　　　　　　【指導方策】

自覚, 治療の動機, 理解力,
観察力あり

変動性の減少, 緊張性
の吃症状

関連問題の存在

変動性が
大きい

正常か異常か,
あるいはごく
軽度

流暢性形成と吃音緩和の統合へのアプローチ
吃音緩和へのアプローチ
流暢性形成へのアプローチ
吃音への態度についてのアプローチ
流暢性促進へのアプローチ
言語および関連問題へのアプローチ
情緒・心理面へのアプローチ
環境調整およびコミュニケーションの場の設定
鑑別および経過観察

不安定,
不安感

図2　吃音指導方策の枠組み （文献20）より一部改変転載)

実際[22] を調べるため, 初診から指導・終了・追跡まで経過を追うことの
できた幼児32名, 学童34名, 中高生32名, 成人11名の計109名を整理
した。言語症状が「良好」「ほぼ良好」で終了するのは幼児期が最も多く,
学童期以後は言語症状が継続した状態で終了することが増加した。中高生
は, 吃音に対する態度や関連する自己の問題の整理など方向づけをするこ
とで学校卒業を区切りとして終了する傾向があった。高校卒業以上の成人
は, 社会に出るまで, すなわち自身の仕事をみつけるまでにより楽な吃音,
吃音に対する適切な態度を形成する方向にあれば肯定的な終了を迎えたと
考えられた。各年齢段階とも治療期間は3年以下が主で, 早期に信頼関係
を形成し適切な評価をすることが重要であった。

Ⅸ. おわりに

　2004年3月に国立身体障害者リハビリテーションセンター病院（国立聴力言語障害センターの統合による）を定年退職した。在職中は，幼児・学童・中高生・成人と幅広い年齢層の多くの吃音の人たちにお会いし臨床を行ってきた。今この稿をまとめながら「こうすればよかった」という悔いと同時に，ここに記すことのできなかった臨床の中で出会った多くの人や出来事，さまざまな仕事への感謝の念を強く感じる。悔いと感謝の中に臨床の刻み目を辿ってきた。現在，同センターでは，森浩一先生を始め，若い人たちが連携して吃音の臨床・教育・研究に第一線で活躍しており隔世の感がある。さらに2003年，長澤泰子先生の呼びかけで始まった「吃音を語る会」は10年を経て，2013年に吃音・流暢性障害学会として発足し，新たな時代が始まっている。

●文献●

1) 国立聴力言語障害センター：21年のあゆみ－国立身体障害者リハビリテーションセンター誕生に際して 言語部門 吃音.国立聴力言語障害センター, 1979, pp93-95
2) 小島恵美, 他：吃音者の談話に対する聴き手の知覚と判断に関する研究. 東京医学 **77**：78-86, 1969
3) 神山五郎（編）：吃音研究ハンドブック. 金剛出版, 1967
4) Williams DE：Stuttering Therapy for Children. Travis LE（ed）：Handbook of Speech Pathology and Audiology. APPLETON-CENTURY-CROFTS, New York, 1971, pp1073-1094
5) 小沢恵美：幼児吃音を対象とした母親集団面接参加者の追跡. 国立聴力言語障害センター紀要（昭和47・48年度）, 1974, pp99-112
6) 若葉陽子, 他：吃音児に関する臨床的研究Ⅰ 治療法について, その1- 母親に対して行った集団的治療に関する考察. 東京学芸大学特殊教育研究施設研究紀要 **1**：108-152, 1968
7) Van Riper C：The Nature of Stuttering. Prentice-Hall, New Jersey, 1971
8) Van Riper C：The Treatment of Stuttering. Prentice-Hall, New Jersey, 1973
9) 森山晴之, 他：治癒した吃音児一例の言語症状の推移. 聴覚言語障害 **4**：101-113, 1975
10) Bloodstein O：The development of Stuttering I-Changes in nine basic features. J Speech Hear Dis **25**：219-237, 1960
11) Luper HL, etal：Stuttering：Therapy for Children, Prentice-Hall, New Jersey, 1964
12) 小沢恵美：幼児吃音の言語症状の分析. 国立聴力言語障害センター紀要（昭和51年度）, 1977, pp129-157

13) 小沢恵美：子どもの吃音症状．笹沼澄子（編）：ことばの遅れとその治療．大修館，1979，pp246-276

14) 小澤恵美，他：吃音検査法．学苑社，2013

15) 小沢恵美，他：経過が異なる吃音幼児の言語症状の分析．国立身体障害者リハビリテーションセンター研究紀要　**1**：109-118，1980

16) 伊藤友彦：幼児の発話における非流暢性に関する言語心理学的研究．風間書房，1944

17) 鈴木夏枝，他：幼児吃音の臨床．日本聴能言語士協会講習会実行委員会（編）：アドバンスシリーズコミュニケーション障害の臨床 2 吃音．協同医書出版社，2001，pp49-83

18) 小沢恵美，他：吃音幼児母子コミュニケーションの分析．音声言語医学　**25**：224-232，1984

19) 小澤恵美：成人吃音者に対する吃音検査法（試案）の実施 成人男性吃音者一例の分析．国立身体障害者リハビリテーションセンター研究紀要　**11**：57-64，1990

20) 森山晴之，他：吃音児（者）に対する検査・評価，治療・訓練方法．厚生省心身障害研究報告書（昭和 54 年度），1979，pp51-58

21) 大橋佳子：小児の吃音の進展過程について．児童精神医学とその近接 領域　**4**：142-166，1973

22) 小澤恵美：吃音終了時期の実際．聴能言語学研究　**14**：203-205，1997

第7章　音声障害

小林範子

Ⅰ．はじめに

　音声障害の分野の特徴の一つとして，多様な専門職によって構成されるという点がある。主な担い手としては，医師，医学者，音声科学者，工学者，そして言語聴覚士があげられる。したがって，この分野の歴史・発展について述べる際には，どうしても言語聴覚士以外の専門職の関与についても触れざるをえない。言語聴覚士にのみ焦点をあてることは不適切といえよう。

　この分野の歴史，特に黎明期について書くにあたって岩波書店の広辞苑で調べると，黎明期とは「輝かしい次の時代への始まりの時期」とある。そうであれば，日本における音声障害の分野の歴史において，明確な黎明期と呼べる時期を探すのは難しく，むしろ全体的に長い時間をかけて，少しずつゆっくりと発展してきた経過があるといえそうである。したがって，本稿では多少長い期間の状況の変化について多様な専門職の関与を含めて述べることにする。また，日本における本分野の発展は，諸外国（特に米国，スエーデン王国，英国）に比べると一部の研究を除いて，時期・速度ともに決して早いものではなかった。参考のために，諸外国での発展について以下に少し述べる。日本における発展の遅れは，特に言語聴覚士が関与する部分において存在し，これは現在でも多少は尾を引いているといわなければならないのは残念である。

II. 海外での発展

　日本との比較のために，音声障害分野の発展が早くから目覚ましかった海外における初期の研究・成果・状況などについて述べることとする。まず，発展に貢献した組織・機関[1]として，米国では International Voice Conference がシカゴのノースウエスタン大学で 1957 年，時間をおいて Vocal Fold Physiology Conference が 1980 年から始まっている。音声障害に関与する専門家，つまり医師，医学者，音声科学者，少数の音声言語病理学者（以下，SLP），ヴォイストレーナーなどが参画し，1980 年ごろから各国で Voice Foundation も設立された。これらの組織・機関の充実を土台として，基礎研究，臨床研究，治療法などが発展していった経緯がある。

　これに先がけて，1939 年に Van Riper による音声の属性の分類（声の質，強さ，高さ）が発表されたが，これは研究・臨床にとって画期的な論文であった[2]。この研究により，生成された音声の詳細な分析が可能になった。そして，1958 年の Van den Berg[3] による「Myoelastic and Aerodynamic Theory of Voice Production」は，特に声帯振動を理解するうえできわめて重要な歴史的研究なので，ともにここにあげておきたい。

　SLP や言語聴覚士がおおいに活躍する音声治療関係の分野では，Froeschels が 1952 年にいわゆる「chewing 法」[4]を，1955 年に「pushing 法」[5]を提唱し，治療の考え方と手法の基礎になっている。教科書の出現としては，例えば，Greene[6] に始まり，Boone[7]，Brodnitz[8]，Aronson[9] などのものがあり，専門知識と治療法の発展に貢献した。このように治療法については，1970 年代の初期には一定の方法論が提唱されることになり，その後，多くの論文・専門書・教科書が出現するに至る。

　米国などにおいても，音声障害の担い手が初期には主に医師であった点は日本と類似するが，SLP の活発な参画と貢献も 1970 年代後半から始まっており，現在では多くの SLP が医師や音声科学者と協力して臨床と研究に携わっている。ただし，音声障害を専門とする SLP の数は，SLP 全体の中では決して多くはなく，一種の特殊能力をもつかのように扱われることがあると，2000 年後半に Janina Casper 氏などから聞いている。とはいえ，日本とは比較にならない SLP の総数の多さから考えると，音声障

害を扱う人は相当数存在する。

Ⅲ．日本における研究の発展

　日本における音声障害分野の始まりは，綺羅星のごとく発表された喉頭の観察や音声の検査法からである。これらの研究は比較的早期に発表され，世界的なレベルのものも多く，日本からの報告がきわめて重要な役割を担った。その多くが医師によるものであるが，音声科学者の貢献も無視できない。代表的な研究についての知識をもつことは，音声障害の臨床・研究に携わる言語聴覚士にとって必要と考えるので，以下にエポックメイキング的な研究を一部列挙する。**表1**には研究の種類を分類したものを示した。

　まずは，喉頭の構造・形態についてである。Hirano[10]，栗田[11]の研究は，声帯の層構造の発見であり，日本に限らず世界の研究・臨床におおいなる影響を与えた。喉頭の観察は，日本のお家芸ともいえるもので，その報告は枚挙に暇がないほどである。代表的なものをあげるなら，切替[12]の喉頭ストロボスコピー，Sawashimaら[13]，吉田[14]，Hirano[15]のファイバースコピー，吉田[16]，平野[17]による超高速度映画，Hondaら[18]の高速度デジタル撮影などで，いずれも声帯振動の観察・観測の報告であり，音声生

表1　音声障害に関する検査・評価

1．喉頭の構造
2．喉頭の観察
　①間接喉頭鏡検査
　②喉頭内視鏡検査
　③ストロボスコピー
　④高速度撮影装置
　⑤デジタル撮影装置
3．音声の検査・評価
　①空気力学的検査
　②筋電図（EMG：Electromyography）
　③音響分析
　④発声の能力に関する検査（声の強さ，高さ，持続など）
　⑤聴覚印象評価（GRBAS評価）
4．その他
　　喉頭断層撮影，喉頭造影，CT，MRI，光電・電気グロトグラフィなど

成についての新しく基礎的な知見を世界に示した。

音声の検査・評価では，Isshiki ら[19]，吉岡ら[20]，岩田[21]，澤島ら[22] の空気力学的研究，Hirose ら[23]，小池ら[24] などの筋電図に関する研究は知っておきたい。検査・評価の分野でも音響分析となると，論文は更に増加し，正常はもとより音声障害患者の音声についての報告も数多く存在する。Koike[25]，比企ら[26]，垣田[27]，平野ら[28] の研究，そして今泉ら[29] のサウンドスペクトログラフィー，小池ら[30] の音声分析装置，粕谷[31] の病的音声の評価などがよく知られている。

聴覚印象評価についての報告も多く発表され，医師や音声科学者のほかに言語聴覚士の貢献も一部認められる。この分野の代表的研究は，高橋ら[32]，Takahashi ら[33]，平野ら[34]，吉田ら[35]，今泉[36]，阿部ら[37] などで，病的音声の詳細な分析を行っている。

音声障害患者の症状とその改善状態を測るために必要なものが発声の能力に関する検査であり，検査項目としては，音声の強さ，高さ，持続がある。澤島[38]，小宮山ら[39]，岡本ら[40]，藤田[41] などの報告が代表格であろう。このほかに1990年代以降には言語聴覚士による研究も出現する。

音声の検査について述べる場合に外せない著書がある。1979年に第1版，そして1994年に第2版が出版された日本音声言語医学会編の「声の検査法」[42, 43] である。検査の理論と実施法を詳しく述べた本著により，音声関連の検査・評価が容易になったといえよう。基礎研究，臨床研究，実際の臨床を行ううえで，現在でもきわめて貴重な専門書であり，音声障害を担当する言語聴覚士にとって必携のものとなる。

以上のように日本においては，音声障害の分野は，喉頭，発声のメカニズム，音声の検査などについての重要な研究が1970～1980年代にかけて盛んに行われた。研究と臨床の担い手は，諸外国同様，主に医師（特に耳鼻咽喉科），医学者，音声科学者であった。その時代の言語聴覚士の参画は，主に音声検査の実施者としての貢献という形が多かったのではないかと思われる。というのは，音声の検査・評価の研究報告に，共著者として言語聴覚士らしき名前が末尾のほうに，ちらほらとみられることがあるからである。

1980～1990年代の音声障害分野の発展を別な視点でみるために，日本音声言語医学会における音声障害関係の演題を研究テーマ別に数えてみた（図1）。1980年から始めたのは，この年が，言語聴覚士の養成が本格的

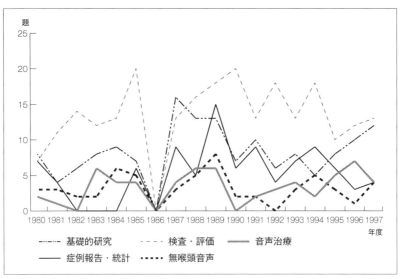

図 1　音声言語医学会における音声障害の発表（1980 〜 1997 年）

に開始された 1971 年から 10 年目となるために選んでみたからである。それからの約 20 年間の調査である。1986 年のデータが欠落しているのは，この年に国際音声言語医学会が東京で開催されたため，定期の日本音声言語医学会は休会であったためである。

　喉頭の構造や発声のメカニズムに関する基礎的研究は，初期から安定して出題されている。1987 年に特に演題数が多いが，これは，主にストロボスコープとファイバースコープに関する報告である。新しく改良された機器の出現によるところもある。

　音声の検査・評価の演題数は，ほぼ一貫して多い。研究分野が広いことにもよるが，1970 〜 1980 年代にかけて確立された研究の方法や手段，ツールの改良と普及を続けてきたために，研究発表がしやすくなったことよると考える。症例報告・統計と無喉頭音声の演題数には年ごとにばらつきが認められるが，1990 年前後に発表数が比較的多い。その理由として特筆すべき事象は残念ながら見当たらないが，無喉頭に関しては，このころ，その訓練を銀鈴会などの喉頭摘出者の団体だけでなく，医療施設でも実施され始めていて，研究や臨床に携わる人口が増えたのは事実である。**図 1**に関し，言語聴覚士が活躍する音声治療については，次のセクションで述べることにする。

Ⅳ. 言語聴覚士の参画と活躍

　日本における言語聴覚士の音声障害分野への参画は，最近になってやっと活発化してきたといえよう。その理由として，第1にこの分野の担い手が多様で，1940～1980年代初期には，医師，医学者，音声科学者のみが主に活躍していたことは前にも述べた。言語聴覚士の姿はほとんど見当たらないのである。そして，これは言語聴覚士という専門職の出現が遅く，その増加も緩やかだった時代が続いたことが大きな理由としてあげられる。さらに，音声障害領域の業務内容についても，深い理解がいき渡っていなかったこともあろう。

　言語聴覚士の養成が本格的に開始されたのは，1971年の国立聴力言語障害センター（現国立障害者リハビリテーションセンター）付属の聴能言語専門職員養成所の設置からであることはよく知られている。当時は「養成所」と略称されていた。その1期生である筆者の記憶では，「養成所」では音声障害の講義は存在したが，解剖学，生理学，疾患名，病態，医科的治療などが主な内容で，本来なら言語聴覚士の業務に含まれる音声検査・評価，そして音声治療についての講義や実習はなかった。したがって，本分野における言語聴覚士の役割や貢献についての言及もなかった。すでに教科書も何冊か発行されていた米国などと比較すると，その差は大きい。当時の学生としては，音声障害は医師の専門分野であるという印象を受けたものである。言語聴覚士を含めた多様な専門職の協力によって臨床や研究が行われるという認識が生まれるはずはなかった。

　当時，きわめて少数ではあるが医師と言語聴覚士が協力して音声言語の専門外来を受けもつ施設が存在したことを述べておきたい。代表的なところは東京大学附属病院である。1972年に北里大学病院に言語聴覚士として着任した筆者は，新人研修のために東京大学附属病院耳鼻咽喉科の音声言語外来を定期的に見学する機会を得た。

　そこでは，言語聴覚士である故福迫陽子先生と阿部雅子先生が，医師とともに診療にあたっていた。担当する患者は，主に言語の障害であったが，言語聴覚士は検査や録音のみを担当する補助的役割ではなく，言語聴覚障害的診断・治療を主体的に行う姿に感動を覚えた。音声障害については関与していなかったが，医師と言語聴覚士がほぼ対等の立場で協力して診療

を行うという基本的な臨床スタイルがそこには存在した。北里大学でも，耳鼻咽喉科において音声言語外来が 1972 年に設置されたが，現在とは異なって音声障害については，音声の検査の一部を担当するだけで，基本的には言語聴覚士は関与しなかった。当然，音声治療も行われていない。音声障害は医師の専門領域という認識がしばらくの間存在した。

　音声障害に対しては言語聴覚士も重要な役割を果たし，特に音声治療は言語聴覚士が主体的に実施するものであることを知ったのは，筆者が 1979 年にニューヨーク市立大学の音声言語聴覚学部の大学院に留学した時であった。おおいなる驚きだった。音声言語病理学者による音声障害に対しての的確な検査と評価，効果的な音声治療が行われる施設で臨床実習を体験して，これを日本でも実施する必要性を痛感した。1986 年に帰国した時，ちょうど国際音声言語医学会が東京で開催された。音声障害に関する演題は多数あったが，音声治療に関する演題は少ないうえ，日本の言語聴覚士による発表は 1 つだけであったと記憶する。この分野の発展の必要性を改めて強く感じた。

　音声治療に関する研究・報告は 1975 年の平野[44]の「音声治療の概要の紹介」が初期のものとしてある。これ以降は，牛島[45]，渡辺ら[46]，四倉ら[47, 48]，矢野ら[49]，牛島[50]，小林[51]，山口ら[52]などが比較的に早期の代表例であろう。1980 年代の論文では，医師が筆者であることが多いが，包括的訓練法（**表２**）を実施した渡辺ら[46]，声の衛生や対症療法的訓練法の四倉ら[47]，小林[51]などの言語聴覚士の発表も出現した。医師と言語聴覚士が積極的に協力して臨床にあたる例も 1980 年代にみられ始める[46〜48, 52]。

　1980 年からの音声治療の研究報告を**図１**の日本音声言語医学会での演題数でみる。1983 年，1988 年，1989 年に 6 題，1996 年に 7 題の発表がある以外は，他の種類の研究と比較して少ない。全体に症例報告や統計学的研究のほうが数として多いのは，これらの研究に価値があるのはもちろんだが，まだ音声治療が十分に普及していないからと，この分野の研究が多数の症例について系統的な研究手法を用いるところまで成熟していなかったためといえようか。言語聴覚士による発表は，1990 年代後半になって増加する傾向があり，1993 年からは言語聴覚士の演題が過半数を占めるようになる。このころが音声障害分野において，言語聴覚士が本格的に活躍し始める時期にあたるといえそうだ。

表2　音声障害の治療法

---

1. 外科的治療（音声外科）
2. 薬物による治療
3. 音声治療
   ①対症療法的治療
   ・声質の異常に対する訓練（声帯の緊張の変化）
     あくび・ため息法，チューイング法，ハミング法，軟起声，confidential
     voice*，吸気発声，喉頭の位置低下，プッシング法，硬起声，咳払い
   ・声の高さの変化
     裏声，サイレン様発声，咳払い，喉頭の位置変化
   ・声の強さの変化
     プッシング法，呼吸訓練
   ②包括的音声治療（城本，2008年）
   ・発声機能拡張訓練
   ・Lassac-Madsen 共鳴強調訓練
   ・アクセント法

＊：Colton & Casper（1990年）

ところで，1980 〜 1990 年代前半には，学会での質疑応答において言語聴覚士が演者であるにもかかわらず，共同演者の医師たちが代わって質問に答えたり，質問自体が共同演者である医師に向けられたりすることが少なからず起き，筆者などはきわめて歯がゆい思いをした記憶がある。創成期だったからであろうか。現在ではもちろん，言語聴覚士が演者として責任をもって適切かつ十分に対応するようになっている。

　音声障害が言語聴覚士の専門領域として普及・定着するにあたっては，1997 年の言語聴覚士法の制定が重要かつ決定的な役割をもつ。この法律により，言語聴覚士全体の広く多様な専門領域の中に音声障害が確実に組み込まれた。養成カリキュラムの中に音声障害に携わるための基礎知識，検査・評価の方法，診断法，音声治療が必須の教育内容として含まれた。これにより音声障害の本来の臨床の内容が示され，社会的認知を得るのである。

　ここで，この国家資格の制定にまつわるエピソードを記してみる。法律の制定の1年前に，その準備委員会が厚生省（現厚生労働省）に設置された。委員会は，医師，歯科医師，看護師，保健師，医療ジャーナリストなどの 10 名ほどの専門家で構成され，言語聴覚士の代表として筆者も参加した。会議における筆者の最大の役割は，言語聴覚士という職種とその業

務および教育について説明し，理解を得ることであった。委員たちのほとんどが言語聴覚士という存在と業務内容についての知識をもたず，厚生省の医事課の担当者も十分な知識は備えていないようであった。

　説明のために，数カ所の病院・施設・学校を訪ね，ほぼすべての音声言語聴覚障害領域について検査や訓練の様子をビデオ撮影した。その供覧により，委員たちに言語聴覚士の専門領域が広く多様でかつ高度であることを理解してもらえるように努めた。厚生省の担当者は，さらに詳細な説明を求めたため，1・2カ月の間，週に2・3度霞が関へ出向き，ときには夜中の1時すぎまで話し合った。担当者には医師の資格をもつ人も数名おり，そのせいか業務内容に関する理解が最も容易かつ速やかに進んだのは音声障害領域であった印象がある。音声障害の臨床が日本で十分に普及していない点について多少問題になったが，諸外国で盛んに実施されて効果を上げている事実を示すことにより，言語聴覚士の専門分野として理解された。この間，全国の多くの言語聴覚士の情報提供と応援を得て務めた委員会であった。

　音声障害の臨床の普及のために，各地で講演会やセミナーが開催された時期があったことにも触れるべきであろう。1980 年代後半から 1990 年代である。包括的訓練法であるアクセント法は，それが提唱され実施されていたヨーロッパの専門家などによっても行われた。対症療法的方法は，**表 2**に示したように目的別に多種の訓練法があるが，これについての講演も，実際に訓練法を体得することを目指して実施された。これらのいわゆる勉強会はいつも盛況で，日本の言語聴覚士の勉強熱心さの表れであると思われた。しかし，それでも実際に音声治療を始める言語聴覚士の数は思ったほど増加せず，実施するうえで必要かつ適切なシステム（設備，医師との連携など）を整えることが容易ではない点などが，その理由として考えられた。

V．おわりに

　音声障害分野の発展は，言語聴覚士だけではなく複数の専門家によってもたらされたものである。そして，その発展のスピードは，おしなべてゆっくりであったといえよう。とはいえ，1970 ～ 1980 年代には，主に医師・

音声科学者らによる輝かしい業績が多く存在し，日本における研究が世界的なレベルにあることが広く示された。これは，日本の誇りといっても過言ではあるまい。このおよそ20年間を音声障害分野全体の黎明期とあえて呼ぶ人もいるかもしれない。ただし，かなり長期ではある。

　言語聴覚士がこの分野に姿を現すのは1980年代後半の臨床研究報告からであり，業績の増加は徐々にであった。臨床面での参画も1980年代後半に始まり，ゆっくりと時間をかけて進められてきた。明確に黎明期と呼べる時期はどうも見当たらないようである。持続的に少しずつ発展してきたというのが適切であろうか。

　実際に言語聴覚士の活躍は，現在のところ着実に進化した。例えば，2019年の日本言語聴覚学会（通称「言語聴覚士学会」）における音声障害の演題数は，高次脳機能障害や嚥下障害が多い中で，音声障害の治療に関して11題あり，総演題数の3%ではあるが，2005年に筆者が主催した第5回における0題からは大きく飛躍しているといえる。また，音声障害の臨床を行う言語聴覚士が勤務する施設も各地で増加してきている。

　ただ，音声障害患者の数からみると，音声治療を実施する言語聴覚士はまだきわめて少数で，需要があってもそれに応えきれていない現実がある。前述した米国のSLPが感じるように「音声障害は特別な分野，特殊能力が必要」とは考えず，勇気と熱意をもって，もっと多くの言語聴覚士がこの障害分野で活躍することを切に望むものである。

● 文献 ●

1) 平野　実：世界の音声医学. 音声言語医学　**36**：435-438, 1995
2) 城本　修：音声障害─6 指導・訓練. 藤田郁代（監修）：発声発語障害 第2版. 医学書院，2015, pp70-78
3) Van den Berg：Myoelastic-aerodynamic theory of voice production. *J Speech Hear Res* **1**：227-244, 1958
4) Froeschels E：Cewing method as therapy. *Arch Otolaryngol* 38：427-432, 1952
5) Froeschels E, et al：A method of therapy for paralytic conditions of the mechanisms of phonation, respiration and glutination. *J Speech Hear Disord* **20**：365-370, 1955
6) Greene MCL：The Voice and its Disorders 2nd ed. J B Lippincott, Philadelphia, 1964
7) Boone DR：The Voice and Voice Therapy. Prentice Hall, Jersey, 1971
8) Brodnitz FS：Vocal Rehabilitation. American Academy of Ophthalmology and Otolaryngology, Minnesota, 1971
9) Aronson AE：Clinical Voice Disorders：An Interdisciplinary Approach. Brain

C Decker, New York, 1980

10) Hirano M：Morphological structure of vocal cord as a vibration and its variations. *Folia Phoniatr* **26**：89-94, 1974

11) 栗田茂二朗：人声帯の層構造—形態学的研究．耳鼻　**26**：973-997，1980

12) 切替一郎：喉頭ストロボ活動写真撮影法による発声時における人間声帯の振動ならびに声門開閉の時間的関係に関する研究．日耳鼻　**49**：236，1943

13) Sawashima M, et al：A new laryngoscopic technique by use of fiberscope. *J Acoust Soc Am* **43**：168-169, 1968

14) 吉田義一：喉頭ストロボスコピーの実際．耳鼻　**24**：769-777，1978

15) Hirano M：Clinical Examination of Voice. Springer, Vienna, 1981

16) 吉田義一，他：声帯超高速度映画撮影用の新装置．日耳鼻　**75**：1256-1261，1972

17) 平野　実：声帯振動の超高速度映画分析におけるコンピュータの利用．耳鼻臨床　**68**：1289-1294，1975

18) Honda K, et al：High-speed digital recording of vocal fold vibration, using a solid-state image sensor. *Ann Bull RILP* **19**：47-53, 1985

19) Isshiki N, et al：Hoarseness：Aerodynamic studies. *Archives of Otolaryngology* **80**：206-213, 1964

20) 吉岡博英，他：スパイロメーターによる発声時呼気流率の測定．音声言語医学　**18**：87-93，1977

21) 岩田重信：空気力学的にみた発声障害の臨床．音声言語医学　**21**：168-174，1980

22) 澤島政行，他：気流阻止法を利用した発声時の空気力学的検査法．音声言語医学　**28**：257-264，1987

23) Hirose H, et al：Electrode insertion technique for laryngeal electromyography. J *Acoust Soc Amer* **50**：1449, 1971

24) 小池祐一，他：内喉頭筋の機能—声門および声帯形態の変化に関して．日耳鼻　**78**：1249-1257，1975

25) Koike Y：Application of some acoustic measures for the evaluation of laryngeal dysfunction. *Studia Phonologica* **7**：17-23, 1973

26) 比企静雄，他：嗄声の音響分析的研究．日音響会誌　**31**：504-506，1975

27) 垣田有紀，他：音響分析による喉頭疾患の鑑別．耳鼻臨床　**70**：729-739，1977

28) 平野　実，他：病的音声における声帯状態に関連したパラメータと音響的パラメータの相関．耳鼻臨床　**70**：393-403，1977

29) 今泉　敏，他：サウンドスペクトルグラフによる病的音声の分析．日音響会誌　**36**：9-16，1980

30) 小池靖夫，他：音声分析装置．耳喉　**53**：805-809，1981

31) 粕谷英樹：病的音声の音響的評価．電子情報通信学会誌　**43**：413-417，1987

32) 高橋宏明，他：病的音声の聴覚的分類に関する研究—SD法を用いた場合の日本語および英語尺度による結果の比較．音声言語医学　**13**：74-75，1972

33) Takahashi K, et al：Some perceptual dimensions and acoustical correlates of pathologic voices. *Acta Oto-Laryngologica* **338**：1-24, 1975

34) 平野　実，他：病的音声における聴覚心理的パラメータ．耳鼻臨床　**70**：525-531，1977

35) 吉田政雄，他：病的音声の聴覚的ならびに音響学的分類に関する研究．耳鼻臨床　**71**：249-287，1979

36) 今泉　敏：音質の計量心理学的評価．日音響学会　**42**：828-833，1986

37）阿部博香，他：嗄声の聴覚心理的評価の再現性．音声言語医学　**27**：168-177，1986

38）澤島政行：発声持続時間の測定．音声言語医学　**7**：23-28，1966

39）小宮山荘太郎，他：Phonogram の自動化の試み．耳鼻　**28**：412-415，1982

40）岡本　健，他：声の pitch と intensity と発声持続時間について．耳喉　**55**：1044-1050，1983

41）藤田真智子：声の基本周波数と音圧レベル―音声障害患者における測定．喉頭　**1**：115-121，1989

42）日本音声言語医学会（編）：声の検査法 第1版．医歯薬出版，1979

43）日本音声言語医学会（編）：声の検査法 第2版―基礎編および臨床編．医歯薬出版，1994

44）平野　実：音声治療（Voice therapy）概要．耳鼻臨床　**68**：1347-1348，1975

45）牛島達次郎：小児嗄声に対する音声治療．耳鼻　**26**：753-755，1980

46）渡辺陽子，他：声帯結節に対する voice therapy．耳鼻　**29**：949-952，1983

47）四倉淑枝，他：ホノラリンゴグラフを用いた音声治療の検討―声帯結節への適用．音声言語医学　**26**：279-288，1985

48）四倉淑枝，他：声帯結節に対する音声治療の研究．日耳鼻　**90**：1387-1401，1987

49）矢野　純，他：心因性失声症の治療について．日耳鼻　**90**：852-859，1987

50）牛島達次郎：機能性発声障害―診断と治療の基本．音声言語医学　**28**：276-278，1987

51）小林範子：アメリカでの voice therapy．音声言語医学　**28**：270-275，1987

52）山口宏也，他：声帯ポリープ術後の声の衛生．音声言語医学　**29**：232-238，1988

53）Colton R, et al：Understanding Voice Problems：A Physiological Perspective for Diagnosis and Treatment. Williams and Wilkins, Baltimore, 1990

54）城本　修：音声治療の一般的原則．廣瀬　肇（監）：音声障害診療マニュアル．インテルナ出版，2008，pp123-148

第8章　構音障害

熊倉勇美

Ⅰ．はじめに

　これまでに筆者が「成人の構音障害」の臨床で学んだこと，考えたことなどを多少前後するが時間の流れに沿ってアルバムを1ページずつ開いていきたい。まずは前置きだが，筆者が言語聴覚士の世界に入ったきっかけは「どもりの話」という新刊書を読んだことにある[1]。筆者は，図書館や書店でさまざまな医療・教育関連の本に目をとおしていたが，大学2年生の折に，この本を読みすぐに「この人に会ってみよう！」と決めて電話をかけた。いま思うと冷や汗が出るが，すぐに神山五郎先生は見ず知らずの筆者と会うことを承諾され，それ以降，神山先生の勤務先であった東京の新宿にある国立聴力言語障害センター言語課に出入りを許され，成人吃音者の団体「言友会」や同じく東京にある本郷の「東京大学医学部附属音声言語医学研究施設」，同じ施設内にあった「日本音声言語医学会事務局」などに何度も連れていってもらった。ある時は，築地の聖路加国際病院の訪問同行を許され，失語症の患者さんにはじめてお会いした。その時の患者さんの名前・仕事，それに発話の様子を今でも鮮明に覚えている。そのほかにも，いろいろな経験・勉強をさせてもらい，筆者は言語障害に関わる領域で働きたいと強く思うようになった。

Ⅱ．言語聴覚療法の世界へ

　大学卒業間近になって，神山先生に就職の相談をすると，静岡県伊豆の

国市の伊豆韮山温泉病院を紹介していただいた。研修生として1970年に入職し，米国留学から帰国して間もない竹田契一先生，それに先輩の先生方から「失語症の臨床」を学んだ。2年目から正職員となり，構音障害（小児の機能性構音障害，成人のDysarthria，言語発達の遅れ，吃音）などの臨床も学んだ。当時，病院の言語治療室が力を入れていたのは「失語症の言語治療」であったため，病院には関東・東海地区だけでなく，九州，四国，東北など全国から失語症の患者さんが言語訓練の目的で入院していた。病院では「失語症強化訓練」や「グループ訓練」「失語症訓練教材の開発」など，さまざまな課題に取り組んでいたが，今でも記憶に残っていることがある。M・バックの「失語症」の中に記された実体験「言語聴覚療法訓練室のリノリウムの床，スチールの机，蛍光灯の光，言語聴覚士の着る白衣などが，冷たく，無味乾燥で，失語症で入院して言語訓練を受けていた著者の意欲をひどく低下させたこと」に着目し[2]，暖かくデザインされた言語聴覚療法訓練室（木製の机と椅子，壁画，白熱球の照明など）を準備し，言語聴覚士の白衣着用の禁止など，先進的な取り組みが行われたことである（**図1**）。2年目になると，九州の福岡市で開催された第17回日本音声言語医学会（1972年）で，はじめて失語症の訓練に関する学

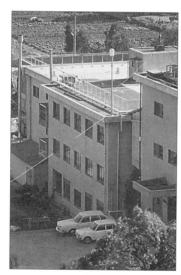 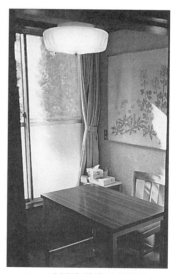

a．病院正面　　　　　b．言語聴覚療法訓練室

図1　伊豆韮山温泉病院と言語聴覚療法訓練室

会発表を行い，また翌年にははじめて失語症訓練の論文を書くこともできた[3]。その後，伊豆韮山温泉病院院長の長谷川恒雄先生の主導によりスタートした「韮山カンファレンス（後に日本失語症学会，日本高次脳機能障害学会へと発展）」の誕生に運よく立ち会うことができ，毎年開催されたカンファレンスでは，国内の多くの高名な研究者・臨床家の先生方の議論を間近で聞くことができた。その後，標準失語症検査法（SLTA）の作成にも微力ながら携わることができた。

Ⅲ．器質性構音障害との出会い

　静岡で6年が経ち，筆者は1976年に兵庫県神戸市にある有馬温泉病院へと移った。失語症や成人のDysarthriaを中心に小児から成人まで聴覚障害以外のほとんどのコミュニケーション障害の臨床を経験した（図2）。同時に兵庫県西宮市の兵庫医科大学耳鼻咽喉科学教室（浅井良三教授，後に雲井健雄教授）の研究生となることができ，週に1日，耳鼻咽喉科の言語外来で小児から成人までのさまざまなコミュニケーション障害の臨床を経験した。ある日，大学病院の医局で，「舌がんの患者さんは，外科治療の切除範囲や再建方法の違いによって，発音の違いがあるように思うが，詳しく調べてみないか？」と，講師の先生から声をかけられた。早速，「腫瘍外来」の数名の患者さんの構音評価からスタートしたが，その後，舌がん術後の患者さんのCase Studyを行い，教授の指導を受けながら，毎年，日本耳鼻咽喉科学会兵庫県地方部会と日本音声言語医学会で発表を続けた。この領域の先行研究は少なく，評価・分析に苦労したが，多くの患者

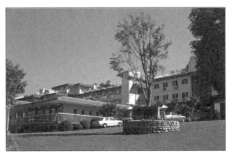

図2　有馬温泉病院

さんに出会い，8年かけて2論文[4, 5]を書き，1986年には兵庫医科大学において医学博士の学位を取得することができた。1988年には，舌半側切除術後に大胸筋皮弁で再建を受けた一症例に対する言語聴覚士の取り組みの経緯と考察をまとめ[6]，2001年には東京大学医学部で開かれた第46会日本音声言語医学会のシンポジウムで「頭頸部癌術後の構音の改善」というテーマで講演する機会を得て，これも論文にすることができた[7]。そこでは，60例の舌がん患者さんの構音機能に関する検討を総括し，構音機能の改善は，①適切な再建手術によって欠損部が可及的に充填され，健側舌の可動性が妨げられることなく，また外科治療や放射線治療後の発語器官の腫脹，運動麻痺，感覚障害などが軽減し，構音に必要な可動性，力（パワー），スピードなどを獲得すること，②発語器官の欠損，変形，瘢痕拘縮が残存する中で，一定の患者の知的能力や意欲をもとに新しい構音操作（代償性構音など）やコミュニケーションの方法を学習すること，③必要に応じて舌接触補助床などの補綴治療が効果的に用いられること，の3点にまとめた。なお，舌がん術後の構音改善の機序を明らかにすることを目的に，ダイナミック・パラトグラフィーによる訓練前後の舌接触パタン変化の観察やビデオ撮影による舌の形態，可動性・ボリュームの観察などを引き続き行った。

Ⅳ. Dysarthria 臨床の悩み

このころ有馬温泉病院の言語聴覚士の臨床業務の中でも，成人のDysarthriaは大きな位置を占めていたが，評価・訓練で悩むことが多かった。当時用いていた検査法は，どちらかといえば重厚長大（①構音検査，②プロソディー検査，③発話特徴抽出検査，④発声発語器官の検査などで構成される）で，施行にたいへん時間がかかった。ようやく検査が終了しても，筆者には発話障害の病態を検査結果から，うまくイメージすることができなかった。患者さんの発話の様子を観察・耳で聞いて，一定の予測ができれば，効率的な検査・訓練ができたのだろうが，検査を終えたところで，よくわからずにパタン化した訓練を繰り返していたように思う。どちらかといえばDysarthriaは苦手であった。しかし，1992年からであるがDysarthriaの検査法の再検討が福迫陽子先生（東京大学医学部助教授）

のもとで進められ，運よく筆者もお手伝いをするよう声をかけてもらった。
会合の席で，福迫先生がアメリカのClinical Aphasia Conferenceに出席し，
「日本でも，あのように活発な議論ができる言語聴覚士の研究会をつくら
なければ！」とおっしゃっていたのが鮮明に記憶に残っている（**図3**）。
しかし，その作成途中で福迫先生が急逝されたのは驚きであったし，悲し
く，残念なことであった。その後，短縮版として完成したものは，「運動
障害性（麻痺性）Dysarthriaの検査法・第一次案（短縮版）」として公表
されているが[8]，筆者はこの作業を通じてDysarthriaの評価についていろ
いろ考え，ヒントをもらった。なお，Dysarthriaの検査法に関しては，
日本高次脳機能障害学会のBrain Function Test委員会による「標準失語
症検査補助テスト（SLTA-ST）」が，1998年に完成し[9]，実用的な検査法
がようやく身近なものとなったが，2011年には筆者も改訂作業に加えて
もらい，改訂第1版が出版されている。[10]

　時間が少し戻るが，1993年に広島大学歯学部附属病院の武内和宏先生
と2人で，米国シアトルのワシントン大学ハーバービューメディカルセン
ターを訪れ，ヨークストン教授にお目にかかって，直にお話を聞き，音声
外科の手術の見学，大学院の授業の聴講，スタッフの音声言語病理学者
（SLP）とも懇談することができ，たいへん楽しく刺激的な経験をした（**図
4**）。その後もヨークストン先生とは親しくさせてもらい，先生の書かれ
たDysarthriaの訓練効果に関するレビュー[11]を参考にして「病態と治
療」[12]をまとめることもできた。その最後に「患者の症状を細切れに治療
するのではなく，呼吸・発声・構音・共鳴，さらに摂食嚥下も視野に収め

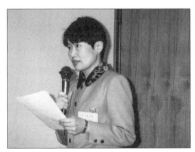

図3　福迫陽子先生

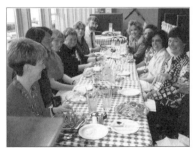

**図4　ワシントン大学ハーバー
ビューメディカルセンター訪問**
8人のSLPとランチ．左2人目が熊倉，
左4人目がヨークストン教授

た臨床が求められている」と，自ら記している。このような視点を得たことは，筆者の「成人のDysarthria臨床」の大きな転換点となったが，言語聴覚士になりたてのころに読んだ「話しことばの科学」[13]の「スピーチ・チェーン」が，要するに基本なのだと気づいた。

　なお，舌がん術後の構音機能については，一時点の断面的な評価・観察にとどまらず，経時的なデータが必要だが，そのためには兵庫医科大学病院のみでは症例が少ないため，雲井健雄教授の依頼で神戸大学医学部附属病院耳鼻咽喉科（服部浩教授），神戸中央市民病院耳鼻咽喉科（谷口郷美部長）において，患者さんに面接する許可をもらうことができた。すると，これが縁で神戸大学医学部耳鼻咽喉科の溝尻源太郎先生と出会い，その後，溝尻先生の所属された兵庫県立成人病センター頭頸科では，耳鼻咽喉科医・口腔外科医とともに口腔がん術後の構音障害のリハビリテーションを経験することができた。また，しばらくすると，溝尻先生のご縁で久留米大学医学部耳鼻咽喉科客員教授のコトビー先生（**図5**）から，音声治療（特にアクセント法）の指導を受ける機会があり，その後，開業された溝尻先生のクリニックで，声帯ポリープ，声帯結節，反回神経麻痺などの「音声障害」の臨床を具体的に学ぶことができ，論文をまとめる経験もさせてもらった[14]。当時は想像できなかったことだが，喉頭を専門にする耳鼻咽喉科医との臨床経験が，のちに成人のDysarthriaの臨床で役立つことになった。

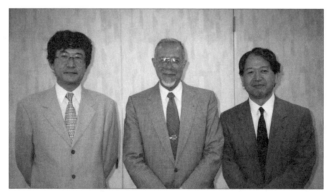

図5　溝尻先生とコトビー先生

V．言語聴覚士の教育と臨床

　1998年，「言語聴覚士法」成立の直前であったが，岡山県倉敷市にある川崎医療福祉大学医療技術学部感覚矯正学科言語聴覚専攻の教員として移り，言語聴覚士の教育（音声障害，構音障害，摂食嚥下障害，吃音などを担当）と，川崎医科大学附属病院リハビリテーション科での言語聴覚士の臨床を始めることができた（**図6**）。リハビリテーション科では吃音，音声障害，それにさまざまな疾患に起因するコミュニケーション障害，摂食嚥下障害を担当したが，なかでも耳鼻咽喉科，口腔外科から訓練処方の出された「口腔・中咽頭がん」の臨床には，積極的に取り組んだ。その際，舌全摘・亜全摘症例に対する構音訓練に悩み，補綴装置の適応について兵庫医科大学口腔外科の本田公亮教授，大阪大学歯学部歯科補綴学第二講座の小野高裕准教授，岡山大学大学院医歯薬学総合研究科咬合口腔機能再建学分野の皆木省吾教授の3人の先生方に指導・アドバイスをもらった。そこでは「舌全摘で，構音が可能か？どんな補綴装置が必要か？」という課題に答える必要があったが，外科治療後の摂食嚥下機能，構音機能を視野に入れた補綴装置の意義について症例検討[15, 16]を行い，また舌全摘・舌亜全摘の2症例の評価・訓練をもとに「言語聴覚療法訓練と補綴治療により口唇・下顎・咽頭による代償性構音を獲得し，また舌接触補助床（PAP）装用による『話しやすさ』が得られたことは，患者さんのQOLを高めることに寄与した」と2010年の第27回日本顎顔面補綴学会の教育研修会で

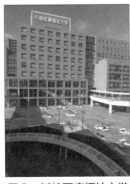
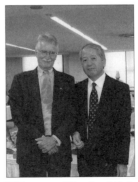

図6　川崎医療福祉大学　　図7　ローゼンベック先生

報告している[17]。

　再び時間が前後するが，言語聴覚士の国家資格制度がスタートして7年後，2006年には川崎医療福祉大学を会場にして開催された第12回日本摂食嚥下リハビリテーション学会を主催し，「コミュニケーション障害から摂食嚥下障害へ」というテーマで会長講演を行うことができた。そこでは「国家資格制度の成立とともに言語聴覚士が嚥下障害のリハビリテーションに関わることが明記され，業務の主要な位置を占めるようになったが，その意義・役割の確認と，コミュニケーション障害に対する言語聴覚士の責任が引き続き大きいこと」を強調した[18]。なお，学会には米国フロリダ大学のローゼンベック教授に「嚥下機能改善を促す最新の訓練法」というテーマで講演をお願いし，数回にわたる筆者の米国訪問以来の旧交を暖めることもできた（**図7**）。

　川崎医療福祉大学では，学生達にそれまでの自分の知識，臨床経験をどう伝えるかで苦心したが，工夫を重ね器質性構音障害，音声障害，成人のDysarthria，摂食嚥下障害などを中心に何冊かのテキストの執筆・編集をする機会に恵まれた[19〜24]。

Ⅵ. 再び言語聴覚士の臨床へ

　2014年に川崎医療福祉大学を退職し，大阪府箕面市にある千里リハビリテーション病院（回復期リハ病棟：176床；**図8a**）と同じ法人の運営する香川県三豊市にある橋本病院（**図8b**）で，臨床指導という立場から若い言語聴覚士たちと一緒に働くことができるようになった。フルタイムで言語聴覚士として働いたころと比べると，評価や訓練に関して「調べて・

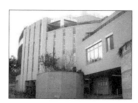
a．千里リハビリテーション病院

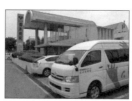
b．橋本病院

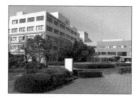
c．島根大学医学部附属病院

図8　筆者が現在勤務する病院

考える時間」が得られるようになった。病院全体の摂食嚥下障害やコミュニケーション障害の患者数や重症度分類などの検討を行い，症状や重症度の似た何人かの患者さんを選んで，じっくり比較・検討するとみえてくるものがあった。これまでに，自分が研究会，学会，職場などで培ってきた医師，歯科医師との人間関係を活かしながら手伝ってもらい，またお手伝いすることもできるようになった。2014年の第15回日本言語聴覚学会のシンポジウムでは，成人の構音障害（Dysarthriaと頭頸部がん治療後の発話障害）の言語聴覚士の臨床に共通する7項目をあげ，具体的に臨床スキルについても言及した。また，それまであまり注目されてこなかった患者さんの発話障害の自己評価（KSHI-7）を紹介した。これは，音声障害の自己評価に用いられるVoice Handicap Index-10（VHI-10）のアイデアをもとに，筆者が個人的に作成・試用しているものであるが，臨床に有用と考えている。Dysarthriaの患者さんが「自分で自分の発話をどう思っているか，家族・友人などから，どう思われていると感じているか」を把握することは，重要な情報である[25]。

　また，広い視野で「発話行動」を眺めてみると，図9のように示すことができるが，発語器官の運動・感覚機能，さらに高次脳機能（特に注意機能）を基本として，構音に関しては舌・口唇・下顎など可動部の力・可動性・速度・精度・持久性などが必要であることにも注意が向くようになった。さらに，2017年の第18回日本言語聴覚学会の教育講演では，発話障害の評価と訓練に関して言語聴覚士にできること，すべきことを列挙して解説を加え，医師・歯科医師との協業を進めるべきであることを強調している[26]。

　2014年以降，千里リハビリテーション病院や橋本病院では，脳卒中，頭部外傷，神経疾患などの後遺症としての高次脳機能障害，Dysarthria，失語症などの臨床が中心となり，頭頸部がん術後の臨床からは離れることになった。しかし，かつて有馬温泉病院で評価・訓練を行った舌がん術後の患者さんのご自宅が千里リハビリテーション病院に近いことがわかり，20年ぶりに再評価・訓練を始めるということがあり，またほぼ同時期に兵庫医科大学病院の本田公亮先生の紹介で島根大学医学部附属病院歯科口腔外科（関根譲治教授，後に管野貴浩教授）（図8c）において，月に1回であるが頭頸部がん術後の患者さんの構音障害，摂食嚥下障害などの臨床の場を再び得ることができるようになり，現在も続けている。

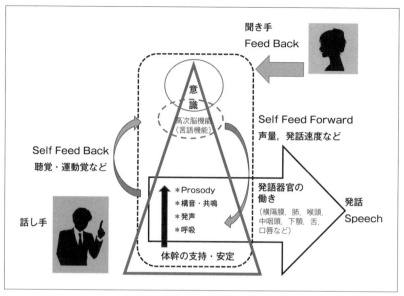

図9　「発話」の構造と働き

Ⅶ. 成人の構音障害を考える

　筆者は器質性構音障害，具体的には舌がん術後の構音障害をもつ大勢の患者さんに会い，時間をかけて理解してきたが，舌がん術後の構音障害におけるリハビリテーションにおいては，①舌のボリュームが足りない場合（舌部分切除など），患者さんのニーズに沿って PAP の適用を勧めながら構音訓練を行う，②再建舌が残存舌の可動性を妨げている場合（舌半側切除など）は，再手術も視野に入れながら構音訓練を行い，PAP 適用の可能性も検討する，③残存舌がほとんどないか，小さく，構音に必要なボリューム・可動性ともに不十分な場合は，話しやすさの獲得を目指して口腔内容積を狭めることを目的にして PAP 適用を勧める，と大きく3つに分けられると考えている。構音障害のリハビリテーションは，患者さんの意思・意欲などが基本となるのはもちろんである。

　成人の Dysarthria に関しては，2020年の第26回日本言語聴覚学会で行った報告[27]，千里リハビリテーション病院の調査（2019年）で，1年間に筆

者が臨床指導を行った Dysarthria 56 例のうち「開鼻声」が発話に影響を
与えていると評価した症例は 4 例（7.1 ％）で，軟口蓋挙上装置（PLP）
の適用候補にあげられたのは 2 例，実際に装用し効果が得られたのは 1 例
であった。この数を多いとみるか少ないとみるかは議論のあるところだが，
自身の臨床経験を振り返ってみて，島根大学医学部附属病院歯科口腔外科
での口腔がん患者さんに対する補綴装置の検討・作成・試適・装用がスムー
ズに行われていることを考えると，これが回復期リハビリテーション病院，
特に病院内に歯科のない施設においては，たいへん困難である。教科書や
文献の知識をたよりに補綴歯科のある病院へ患者さんと家族を送り出し，
自らは確認することができず，結果待ちということが続いている限り，言
語聴覚士の補綴治療に関する評価・訓練のスキル，ノウハウが得られにく
い状態は，しばらく続くであろうと思う。Dysarthria の開鼻声に対する
PLP の話を例にあげたが，PAP を考えると，構音障害ばかりでなく摂食
嚥下障害においても同様である。言語聴覚士は，口腔内装置適用の基準を
十分に理解し，歯科医との連携をしっかり築く工夫・努力が求められてい
る。

●文献●

1）神山五郎，他：どもりの話．東京大学出版会，1967
2）M・バック（著），竹田契一，他（訳）：失語症—家族と患者への専門的助言．日本文化科学社，1967
3）熊倉勇美，他：失語症者の呼称訓練について．聴覚言語障害 **2**：13-18，1973
4）熊倉勇美，他：舌半則切除と下顎部分切除後の構音障害の改善について—PM-MC flap ならびにセラミック義顎による再建の 1 症例．耳鼻咽喉科 **57**：221-224，1985
5）熊倉勇美：舌切除後の構音機能に関する研究—舌癌 60 症例の検討．音声言語医学 **26**：224-235，1985
6）熊倉勇美：口腔器官の器質的異常に伴う言語障害—舌切除後の構音障害とリハビリテーション．音声言語医学 **29**：208-211，1988
7）熊倉勇美：頭頸部癌術後の構音の改善．音声言語医学 **43**：327-330，2002
8）日本音声言語医学会言語委員会運動障害性（麻痺性）構音障害小委員会：「運動障害性（麻痺性）Dysarthria の検査法・第一次案」の短縮版の作成．音声言語医学 **40**：164-180，1999
9）日本高次脳機能障害学会 Brain Function Test 委員会：標準失語症検査補助テスト（SLTA-ST）．新興医学出版社，1998
10）日本高次脳機能障害学会 Brain Function Test 委員会：標準失語症検査補助テスト（SLTA-ST）改訂第 1 版．新興医学出版社，2011
11）Yorkston KM：Treatment efficacy：dysarthria. J Speech Hear Res **39**：S46-57, 1996

12) 熊倉勇美, 他：運動障害性構音障害の病態と治療. 総合リハ　**27**：1043-1050, 1999

13) Denes PB, 他（著）, 切替一郎, 他（監）, 神山五郎, 他（訳）：話しことばの科学—その物理学と生物学. 東京大学出版会, 1966

14) 熊倉勇美, 他：一側声帯麻痺の音声治療. 第4回言語障害臨床研究会発表論文集, 1995, pp57-71

15) 本田公亮, 他：舌切除後の口腔機能回復における補綴装置の応用. 顎顔面補綴　**19**：14-20, 1996

16) 熊倉勇美：舌機能と構音. 音声言語医学　**38**：390-395, 1997

17) 熊倉勇美：舌・口底癌患者の構音障害とそのリハビリテーション. 顎顔面補綴　**33**：73-74, 2010

18) 熊倉勇美：会長講演「コミュニケーション障害から摂食・嚥下障害へ」. 第12回日本摂食・嚥下リハビリテーション学会プログラム・抄録集, 2006, pp71-72

19) 溝尻源太郎, 他（編）：口腔・中咽頭がんのリハビリテーション構音障害—構音障害・摂食嚥下障害. 医歯薬出版, 2000

20) 熊倉勇美（編）：改訂運動障害性構音障害. 建帛社, 2009

21) 廣瀬　肇（監）, 岩田　誠, 他（編）：言語聴覚士テキスト 第2版. 医歯薬出版, 2011

22) 熊倉勇美, 他（編）：やさしく学べる言語聴覚障害入門. 永井書店, 2011

23) 熊倉勇美, 他（編）：発声発語障害学 第2版. 医学書院, 2015

24) 小野高裕, 他（監）：新版開業医のための摂食嚥下機能改善と装置の作り方. クインテッセンス出版, 2019

25) 熊倉勇美：構音障害（成人）の言語聴覚療法. 言語聴覚研究　**12**：14-18, 2015

26) 熊倉勇美：発話障害の評価と訓練—言語聴覚士に何が出来るか, 何をすべきか. 言語聴覚研究　**15**：3-10, 2018

27) 熊倉勇美：回復期リハ病院でのdysarthria症例に対する軟口蓋挙上装置（PLP）適用の取り組み. 第21回日本言語聴覚学会inいばらき（抄録集）, 2020

第9章　脳性麻痺

高見葉津

Ⅰ．聴能言語専門職員養成所での「脳性麻痺」 授業と新人言語聴覚士としての学び

　1971 年 4 月に国立聴覚言語障害センター付属聴能言語専門職員養成所が開校して，筆者は 1 期生として入学した。Speech Therapist（以下，言語聴覚士）がなんたるか十分理解をしてない状態での新しい出発だったが，思い返すと新しいことを学ぶ好奇心は十分あったといえる。そこでの言語学，音声学をはじめ，音の物理や医学的講義，そして言語聴覚障害学の各分野の学びや実習などを理解するのに時間を要した。そのころの養成は 1 年間であったので，朝から夕方までぎっちり詰まった授業，そしてレポート提出などに追われて息つく暇がなかった。それでも若さに任せて体力の続く限り，新しい仲間とよく親交を深めたものであった。早稲田大学文学部のすぐ裏の広いグランドの端に，こじんまりと建てられた 2 階建てのプレハブが筆者たちの学舎であった。言語聴覚士養成所の設立準備から学生の教育に情熱を燃やされていた柴田貞夫氏や船山美奈子氏は，養成所の目の前の官舎に家族と居を構え，専門教育だけでなく学生たちの生活面まで温かく面倒をみてくれていた。

1．脳性麻痺の授業

　言語聴覚士養成所での「脳性麻痺」の授業は 12 月 1 日から始まった。講師は，東京都立北療育園（以下，北療育園）の廿楽重信氏（小児科医師）と高橋純氏（整形外科医師）で医学的な講義であった。廿楽氏からは，脳性麻痺という疾患について一から教えてもらった。また，高橋氏からは脳

性麻痺の運動障害の特徴およびその評価方法などの講義を受けた。脳性麻痺の言語聴覚療法については，森山三保子氏と森永京子氏，2人の言語聴覚士から症例紹介をとおして脳性麻痺児の言語・コミュニケーション発達や障害の特徴，言語評価，訓練方法などの講義があった。その講義の中で示された動画で筆者は，はじめて脳性麻痺の子どもたちの様子を観察する機会を得た。脳性麻痺ということばさえ意識していなかった筆者にとっては，とても興味深い授業であった。

　1972年3月に森山氏が北療育園を退職することになり，その後任として筆者は同年の4月に北療育園に入職した。北療育園で2年目を迎える森永氏と新人の筆者が言語聴覚士の任を担った。その後，筆者は職場を異動せず，定年退職後も非常勤職員として現在も勤務している。

2．療育の始まりと脳性麻痺

　廿楽重信氏の授業で米国での医学分類が話された。第一医学は診断・治療医学，第二医学は保険・予防医学，第三医学はリハビリテーション医学であり，わが国では第一医学を診断医学，第二医学を治療医学，第三医学を保健・予防医学，第四医学をリハビリテーション医学と分類している。これに第五医学として心身障害学が加わると島田療育園初代園長の小林提樹氏や廿楽氏の考えを述べていた。

　整形外科という分野は18世紀の半ばごろ，フランスで「体に変形をもつ子どもの治療学」として始まったそうだ。わが国では1916年に「肢体不自由児の父」といわれている東京大学の整形外科医師であった高木憲次氏が脳性麻痺の研究を開始した。高木氏は「肢体不自由児」や「療育」ということばをつくり，肢体不自由児の定義を「四肢および体幹に不自由なところがあり，そのままでは将来生業を営むうえに支障をきたすおそれのある人」と定義し，肢体不自由児のため身体の治療や社会的啓蒙活動を行い，子どもたちが社会参加していくために多大な努力をした。その結果，1942年にわが国初の肢体不自由児施設である整肢療護園が開設され，続いて成育園が設立された。終戦後，1947年に児童福祉法が制定されるおりに高木氏は，その法の中に肢体不自由児施設も認められるよう尽力し，その結果実現する。その後，全国的に肢体不自由児施設が開設されるようになった[1]。

　当時，肢体不自由児として施設入所する三大病は，先天性股関節脱臼，

ポリオ，股関節結核であったが，いずれも第一，第二，第三の医学により減少し，脳性麻痺児の入所が増えてきた。このような疾患の変化に伴い脳性麻痺児の療育のニーズが高まり，1962 年には重い脳性麻痺児の療育を目的に北療育園が開設され，1970 年では肢体不自由児施設入所の 50% が脳性麻痺児になった。そして，その時代にはすでに年少化と重度化傾向がみられ，さらに知的障害を伴った重複障害の子どもたちが増えてきていると廿楽氏から説明があった。これらの歴史的知見，脳性麻痺の基礎知識，言語聴覚士に関わる課題など幅広い講義がなされた。特に言語聴覚士に関わることとして食べることに困難があり，舌の運動に異常がみられ噛むこと，飲むができないことをあげていた。ことばに関しては喃語がみられない，声の障害，構音の障害，発語パターンの障害といった 3 点の問題をもっていると話された。また，脳性麻痺の三大原因について未熟児，仮死，血液不適合による核黄疸があげられた。2000 年前後から血液不適合の治療が進み，核黄疸による脳性麻痺が大きく減少した。その反面，周産期医療の発達により早産低体重児の生命が保証され，それにより脳が未成熟のうち出生することで生じる脳障害，脳室周囲白質軟化症（PVL）による脳性麻痺児が増えてきている。

3．脳性麻痺児の言語聴覚療法の難しさ

　言語聴覚士よる講義は，症例紹介の中で脳性麻痺特有の課題があげられ，評価・指導方法などが紹介された。脳性麻痺の随伴症状として言語障害を捉えていると話された。症例紹介では，当時としては進んでいたと思われるオープンリールの白黒ビデオを使用して，子どもの様子が紹介され，子どもの運動障害の症状や構音，プロソディーなど，脳性麻痺の運動障害の型別や障害部位の違いによる個々の課題の違いに気づかせもらった。特に呼吸や発声が，筋緊張や姿勢，身体運動障害の状態に影響されることに驚いたものであった。そして，子どもの言語発達は母子関係などの環境によって影響されることにも触れていた。

Ⅱ. 脳性麻痺児の言語障害や治療についての文献のあゆみ

　渡米して言語病理学を学び，そして日本の言語治療の基礎を築き，脳性麻痺児への指導を行う上で忘れてはならないのは田口恒夫氏であろう。田口氏は北海道大学医学部を卒業後，東京大学の整形外科を経て1954年，1956年，1962年の3回にわたって言語治療研究のために米国へ留学した。その間，1960年に「脳性小児麻痺児童の言語障害に関する研究」で東京大学医学博士を取得している。1961年には「ことばの指導—脳性小児マヒのために」という小冊子を，その後「言語障害治療学²⁾」「言語発達の病理³⁾」を出版し，1975年には「新訂ことばの指導—脳性マヒ児のために⁴⁾」を整肢療護園言語治療主任の石川晃子氏と出版している。また，米国の教科書の翻訳出版が盛んになり「言語障害基礎シリーズ10（Foundations of Speech Pathology）」が日本で次々と翻訳出版された。そのシリーズ9のMcDonaldらの著書「Cerebral Palsy（1964年）」が，1967年に神山五郎氏ら⁵⁾により「脳性マヒ」として翻訳出版された。同時期にCrickmayにより「SPEECH THERAPY AND BOBATH（1966年初版, 1970年第2版）」が出版され，1973年には井上明生氏ら⁶⁾によって「ボバース法による脳性まひの言語治療」として翻訳出版された。言語聴覚士養成所時代は，これらの文献を少しばかり読む程度であったが，北療育園で仕事をするようになって必要に迫られ，小児領域の同期生を中心に勉強会で輪読したのを懐かしく思い出す。

　日本でリハビリテーション医学が注目されて研究が進み，1975年にはリハビリテーション医学全書11の「言語障害⁷⁾」の中で「脳性麻痺の言語」を森山三保子氏と綿森淑子氏が執筆している。その後，1989年のリハビリテーション医学全書15の「脳性麻痺 第2版⁸⁾」では食事訓練を塩永純子氏が，ことばの訓練を石川晃子氏が執筆している。

Ⅲ. 脳性麻痺児への言語・コミュニケーションアプローチについての学び

1. 職場での学び

　脳性麻痺児への言語聴覚療法アプローチを有効に行うためには，まず脳性麻痺の運動障害を理解しなければならなかった。筆者が北療育園で仕事をするようになってすぐに，訓練科の上司である理学療法士が，脳性麻痺児の運動障害の講義をしてくれた。そして，時間をかけて理学療法の訓練を見学させてくれた。子どもたちの原始反射，筋緊張状態や運動パターンなどの特徴について評価し，実際に子どもの身体にも触れさせもらい，ていねいな説明を受ける機会を得た。また，理学療法士，作業療法士，整形外科医らと文献を輪読したり，実際，互いに姿勢運動に関するアプローチを練習するなど，職場での勉強会からも学ぶものが多かった。この経験をとおして他職種との交流が深まった。

　言語聴覚療法の臨床場面で子どもに合った抱っこや椅子を見出し，望ましい姿勢を保証[9]することは欠かせないことである。子どもの身体に問いかけながら工夫・改善して言語聴覚療法の課題をスムーズに取り組ませるようにするには多くの経験を要した。

2. 全国的な講習会での学び

1）食物を食べることと口腔器官の機能との関係

　発声発語器官は，音声言語の産生機能と摂食嚥下機能の2つの機能をもつといった Biolinguistics の概念に基づいて，1947年に米国の Palmer によって脳性麻痺の発語の明瞭性を改善するための Chewing, Sucking, Swallowing（CSS）に関する論文が書かれた。前述した田口恒夫氏が書き下ろした「言語障害治療学」の中にある「脳性麻痺に伴う言語障害」の章に CSS に関することが述べられている。構音器官の訓練法としてとして，噛むこと，吸うこと，飲み込むことといった，口の中の食物を舌で処理させることで舌の動きが向上すると記載されている。

　前述の言語障害基礎シリーズの「脳性麻痺」にも脳性麻痺の摂食嚥下機能の問題があげられ，「構音の訓練—問題点と方法例」に噛む運動，吸う運動，飲み込む（CSS）パターンを発達させるということが述べられてい

る。このように脳性麻痺児への発語訓練方法として食べる機能の改善があげられていた。小児領域の摂食嚥下障害への取り組みは，脳性麻痺児への言語聴覚療法の取り組みから始まったといえよう。

2）わが国でのボバースアプローチの発展（言語聴覚療法に関して）

1960 年代後半には，理学療法の領域ではすでにロンドンのボバース夫妻が開発したボバースアプローチを学んできた理学療法士が大阪を中心に関西方面で活躍し始め，その中に嵯峨崎順子氏（南大阪療育園）を始め何人かの言語聴覚士が参加していた。そして 1972 年に日本のボバース記念病院でボバース講習会が開催され，その時に Mueller が提唱したプレ・スピーチアプローチ[10] が紹介された。この講習会を受講した数人の言語聴覚士がこのアプローチを臨床に使い始め，伝達講習などをとおして脳性麻痺に関わる言語聴覚士に広がり，摂食嚥下アプローチの方法が具体的になってきた。ちょうど障害児の早期・超早期発見と早期治療が始まった時でもあり，勉強会などで広まっていった。脳性麻痺児の低年齢化と重度化の時期とも重なり，ミルクが飲めない，離乳食が進まない，経鼻経管栄養から経口摂取に移行したいなどのニーズから摂食嚥下にかかわる言語聴覚士も増えてきていた。

1970 年代後半には，このアプローチの伝達講習会などが全国的に盛んになった。米国の Morris によって「Program Guidelines for Children With Feeding Problems」が出版され，わが国では 1979 年に鷲田孝保氏[11] によって「障害児食事指導の実際—話しことばの基礎訓練」が翻訳出版された。そこには，具体的なアプローチ方法が写真とともに記載されており，筆者たちはおおいに参考にした。

1982 年には，理学療法士の今川忠男氏を講師とする講習会が札幌で開催され，Feeding（摂食嚥下）へのアプローチや姿勢のとらせ方など，実技を含めた内容で 3 年間継続して実施された。

3）日本聴能言語士協会の講習会での学び

1984 年に脳性麻痺児に関わる言語聴覚士のために「脳性マヒ児の呼吸・摂食・嚥下・構音機能について」というテーマで講習会を開催された。この時の講師の一人が歯科医師の金子芳洋氏であった。金子氏は 1977 年に米国，デンマークに短期視察研修に行き，デンマークのバンゲード小児病院で学んだ摂食に関するアプローチ方法をバンゲード法として紹介してくれた。当日の講義のテーマは「正常児の口腔機能の発達と脳性マヒ児にお

ける異常」であったが，特に健常児の摂食機能の発達の講義が興味深かったのが思い出される。その後，歯科医師への講習会を重ね，歯科医師が摂食嚥下リハビリテーションに参加するきっかけとなった。金子氏らは1987 年に「食べる機能の障害—その考え方とリハビリテーション[12]」を出版している。わが国で初の小児の摂食嚥下リハビリテーションに関する著書になった。同年には米国で Morris らが「Pre-Feeding Skill」の第 1版が，さらに 2000 年には子どもの発達を幅広く捉えて内容も深まった第2 版が出版され，2009 年に金子氏によって「摂食スキルの発達と障害 原著第 2 版—子どもの全体像から考える包括的支援」[13] が翻訳出版された。全 743 ページとかなりボリュームがあり，持つのも重い書物であるが，基礎的疾患を問わず食べることが困難な子どもの食事に関する幅広い発達的な理解と支援の具体的方法がたくさんのイラストとともに記載されている。脳性麻痺児だけではなく食べることに困難がある子どもたちのアプローチにおおいに役立っている。

　1994 年には，金子氏が中心となって「日本摂食・嚥下リハビリテーション研究会」が発足した。第 1 〜 3 回までは研究会であったが，第 4 回からは日本摂食・嚥下リハビリテーション学会となり今日に至っている。成人の中途障害による摂食嚥下リハビリテーションが本格的に取り組まれるようになったのは 1990 年に入ってからであった。学会となり高齢者や中途障害者の摂食嚥下障害が増加し，学会での成人に関する研究発表が盛んになった。また，学会員の職種も広がり，言語聴覚士，理学療法士，作業療法士，歯科医師，歯科衛生士，小児科や内科医師，看護師，保健師，栄養士，特別支援学校の教員，保育士，指導員などに広がっている。

　言語聴覚士は国家資格となるべく言語聴覚法が施行される時に，その業務に摂食嚥下療法が認められ，言語聴覚士養成教育カリキュラムの中にも摂食嚥下の授業が必須となった。この経過を振り返ると摂食嚥下リハビリテーションのルーツは，脳性麻痺児に対する食べることへの取り組みが大きな役割を担ったと考えられる。さまざまな職種が摂食嚥下リハビリテーションに携わるようになったが，その中で言語聴覚士としてどんな視点をもって脳性麻痺児の臨床を行わなければならないだろうか。乳児期，幼児期，学童期，思春期前期など小児の時期は，心身の成長や発達，特に認知・言語・コミュニケーションの発達期でもある。やはり，言語聴覚士としては初期のコミュニケーションでもある望ましい母子関係の成立を支えるこ

とや食べ物を介して共感関係を高めること，視覚・聴覚・嗅覚・味覚・触覚などの感覚器官を活性化させて認知や言語理解，そして口腔器官の運動機能を高めることで発語器官の機能の改善につなげていくことを目指す臨床を行いたいものである[9]。

　言語聴覚士のための脳性麻痺の講習会が開催されるようになった。1986年，小児科医師の児玉和夫氏，整形外科医師の鈴木恒夫氏に脳性麻痺に関する歴史，原因，発症メカニズムなどの基礎的な講義を受けた。また，言語聴覚療法の講義では，言語聴覚士としてボバースアプローチの先駆者である嵯峨崎順子氏の講義があった。

　1987 ～ 1988 年，ボバース記念病院でハンドリングの実際として実技講習が開催された。

　1989 年，松田直氏から重度・重複児の指導について講義を受け，広川律子氏（南大阪療育園；心理職）と中村賢龍氏から補助・代替コミュニケーション（AAC）の講義があった。広川氏は，オーストラリアの Spastic Center of New South Wales で研修した。そして，当地の心理学者の Bereton を中心としたチームが脳性麻痺児のコミュニケーション手段として 1973 年に取り組みを始め開発した「The Sounds and Symbols（S&S：サウンズ アンド シンボルズ）」を 1984 年に日本に紹介し，日本の子どもに合わせて修正し普及させた。脳性麻痺児は，運動障害を主に知的障害や視覚，聴覚の障害を合併していることが多い。注視することが難しかったり，指や手で示すことが不得であっても示めしやすくなっている。カラフルな色分けがしてあり，人物・動物・食物などのカテゴリーを 32 のシンボルで表わしたシンボル・ボードの基本型のアイディアに感心したものである。

　その後，日本でも近年いろいろなシンボルが開発され，イギリスからはマカトンシンボルなども導入されている。運動障害がほとんどない知的障害や自閉症が使用するサインやシンボルを導入しにくいのが運動障害が顕著な脳性麻痺児の特徴といえよう。IT 機器やスイッチの多様化により子どもの機能によって選択肢が増えてきているとは思うが，ヘルメットにスティックをつけてパソコンのキーボードを打ったり，コミュニケーションカードやコミュニケーションブック，ボードのような子どもの機能に合わせたローテクの道具のほうが使いやすい場合もある。視覚入力などにより，重い運動障害のある脳性麻痺の子どものコミュニケーションの可能性が広

がってきている。脳性麻痺児の個別的障害特性を考えると，まだまだ十分とはいえない。これからの発展を願ってやまない。

　1992 年，整形外科医師の高松鶴吉氏による「脳障害児の療育の歴史と展望―その中での ST の役割」という講演があった。高松氏は 1994 年「自立へ向かう療育[14]」という本を出版したが，その第 6 章にこの時の講演内容を加筆・修正して掲載している。高松氏からのメッセージは，未来への模索ということで言語聴覚士に対してたくさんの課題となる視点を示してくれた。特に次の時代の 21 世紀のキーワードとして，「共生」をあげていたが高松氏自身もこのことばに疑問をもっているとのことであった。21 世紀に入り，高松氏の考えを再び聞いてみたいと思うが故人となった今はかなわぬことである。しかし，高松氏がテーマとしてあげたのは「分化と全体」「チームと個人」から「個と全体の調和」であった。それは「生かされて生きる」ことを感じることであり，その関係性が療育者としての人間関係の基盤になる。療育者である言語聴覚士の責任について「患者や親から信頼を受け，相互に心を通わせたいと願って自分を磨いていくことは専門職の最低限の責任といえるものではないでしょうか」と述べている。療育チームの中で他の職種の人々との信頼関係を築くとともに子どもや両親との信頼関係を築くことは大きなテーマであり，この視点を出発点にしたい。講習会や高松氏の本から学んだことは，言語聴覚士としての域を超えて自分自身の生き方を問い直す糧となっている。享年 84 歳で旅立ち，その後 6 年を超えたが今ならどんなことを話されるか及びもつかないが，筆者を目覚めさせてくれた高松氏に感謝を込めて思いを寄せている。

　1994 年，療育施設や成人施設，小児病院で子どもたちに携わる言語聴覚士も増え，また養護学校（特別支援学校）で働く言語聴覚士も少しではあるがみられるようになった。このころには，言語聴覚療法の分野を言語聴覚士が講義できるようになってきた。講習会での講義録をもとに執筆したのが，日本聴能言語士講習会実行委員会編集によるアドバンスシリーズの「コミュニケーション障害の臨床 3　脳性麻痺[15]」であった。ちょうど言語聴覚士法が施行されてから数年後であった。この本の作成のとりまとめをしたのは，脳性麻痺講習会の代表者である田中倶子氏であった。田中氏が書かれた「プロローグ ST 協会主催脳性麻痺講習会の歩み」を読むと日本の脳性麻痺の言語聴覚士の学びの足跡がうかがえる。そして，言語聴覚士を養成するために大学や大学院で言語聴覚士養成コースが開設され，

養成校もだんだんと開校されてきた時期でもあった。その当時の本として脳性麻痺児の医学的内容は、児玉和夫氏（前出）と鈴木恒彦氏（前出）であったが、その他の言語聴覚療法の内容については、コミュニケーションの発達援助（筆者）、ボバース概念治療（神経発達学的アプローチ；山川眞千子氏）、脳性麻痺における拡大・代替コミュニケーション（高橋ヒロ子氏）、重度重複障害の臨床（寺田美智子氏）で執筆した。この4名はボバースアプローチの基礎コース以上の修了者であった。田中氏は「これは運動障害に関して認識や実技レベルに大きな違いがないほうが、混乱が少ないと思われたからである」と述べている。

3．家族を含めた子どもへの生活支援と言語聴覚士の役割

　脳性麻痺児の全人的な治療の中に食事についての考え方を導入し、治療的アプローチとして発展してきたのが、ボバースアプローチ（神経発達学的治療）を学んだセラピストたちである。理学療法士のFinnieは、脳性麻痺児を育てている両親の実用的手引書として1968年に「Handling Young Cerebral Palsy Child at Home」を出版し、わが国では1970年に小野啓郎氏ら[16]により「脳性麻痺の家庭療育」として翻訳出版された。1975年の第2版では、スイスの言語聴覚士であるMuellerが「食事」「言語」の章を担当し、ことばを話す準備段階として食事指導が有効であり、その指導の具体的方法を記載している。そして、1999年には第3版が出版され、引き続き彼女が食事を執筆し、Browneが「コミュニケーションと科学技術」を執筆担当している。その後、英国のBowergが編著者となり原著第4版「finnie's Handling the Yong Child with Cerebral Palsy at Home」が出版された。日本では、上杉雅之氏[17]により「脳性まひ児の家庭療育　原著第4版」として翻訳出版されている。第4版になるとページも増え、基本的内容は変わらないが、時代の変化に応じて子どもと関わる時の道具・器具の工夫や情報収集の方法などが追加されている。これらの本は第1章に「両親と専門家のコミュニケーション」が書かれ、第6章には「両親の問題」が書かれている。治癒することのない障害をもった子どもの成長を支援していくうえで大切な視点が記されてあり、臨床家としてのあるべき姿を確認することができた。脳性麻痺児の医学的内容はもとより、運動や心理、生活で取得しておきたいことなどが図で示されており、言語聴覚士としても広い視野で脳性麻痺児の理解を深めることができた。特に両親と

のコミュニケーションの大切さや生活から考えた支援の具体的方法は，実際の臨床に役立った。

Ⅳ. 子どもの認知・言語・コミュニケーションの発達を引き出す

　脳性麻痺児は周産期および出生後早期に発症する。そして，その障害の症状は変わることがあっても現在の医学では完治することない。どんなに障害が重くても，その障害とともにその子らしい発達をしていく。そういう子どもたちに，ある程度見通しを立てながら子どもがもっている力を発揮できるような状況をつくり，発達を支えられる言語聴覚士になりたいと願う[15]。個別的な違いはあるが，子どもと共に歩む臨床では，子どもの状況を整理して理解することに努めたいものである。まず，年齢から乳児期，幼児期前期，幼児期後期，学童期，思春期前期，思春期後期というライフステージに沿って考え，生活のフィールドを知る。子どもの理解力や表現力は，どんな様子であるのか，これから子どもの能力を引き出すのに必要ことを優先順位つけながら考えていく。そして，いつでも修正する柔軟な調整を忘れてはいけないと思う。子どもに直接アプローチすることと家族や多職種と連携して環境をマネジメントすることをは子どもの生活をより豊かにすることにつながり，言語聴覚士の臨床を支えてくれるであろう[18]。

Ⅴ. 国家資格言語聴覚士法施行後

　言語聴覚士養成所を卒業して25年間，身を削ぐような思いを経て1997年12月に言語聴覚士法が制定され1998年9月に施行された。翌年3月には第1回国家試験があった。言語聴覚士という名称も新たに言語聴覚士協会設立の話し合いを始めて秋には理事選挙を行うことができた。日本言語聴覚士協会の設立後は，年々講習会が盛んになり，脳性麻痺の講習会も開催されてきている。また，都道府県士会も設立され，各地区で勉強会なども盛んになってきているのは喜ばしいことである。

Ⅵ．未来に向けて

　入職してはじめて指導した脳性麻痺の子どもが今年55歳になる。出会った時は「あー」と努力性の発声で思いを伝えようと頑張っていた。積極的な子どもで，すぐに仲良くなれ，言語聴覚療法の時間を楽しみにしてくれた。しかし，話しことばを獲得するまでには子どもも筆者もとても努力したことが思い出される。筆者の拙い指導で努力性と粗糙性の発声ではあるが，ことばを話せるようになった。両親はすでに他界し，ヘルパーの支援を受けながらアパートで一人暮らしをしている。電動車いすで公共交通機関を利用して一人で外出する。ときどき電話をくれたり，北療育医療センターに受診に来た時に会うこともある。会うと必ず「高見先生と会えて嬉しいよ」といってくれる。こちらこそ，あなたから沢山のことを学ばせてもらい感謝の思いで一杯なのに，と思っている。

　また，経管栄養であった赤ちゃんの時に食事指導を行い，ペースト食を食べられるようになった重度の寝たきりの脳性麻痺のお子さんがいた。成長に伴い食事指導に加えて言語・コミュニケーション指導も取り入れ，小学校3年生ぐらいまで指導を続けたが，表出方法について十分な指導できなかった。表情も豊かで理解力があると推測していたが，肺炎などを罹患したり，体調を崩すことが増えて言語聴覚療法の指導を終了した。中学生になって筆談を学ぶ機会を得て，指に鉛筆を取り付けて直接文字を書く練習から筆談ができるようになった。自主スクールの先生の勧めで詩を書くことを覚え，二十歳の時に小さな詩集「さくらのこえ[20]」，23歳の時には詩集「いきていてこそ[21]」を出版した。甘えん坊のお嬢さんが，豊な感性をもち，ことばは話せないが文字で心のうちを表現できるようになったことにただただ感動している。そして，子どもたちの秘めたる力を引き出すために言語聴覚士として研鑽を積まねばならないと念じたのである。ほかにも3歳から高校卒業まで指導していた座位は保てるが，日常生活は全介助で不随意運動と緊張が強く，ことばがとても不明瞭な青年が役者として演劇に出演したり，1歳代から指導していることばが話せない子どもが文字盤で示した文字をヘルパーに書きとってもらい，小学校高学年から物語を作成し続けている高校生もいる。重度脳性麻痺の子どもたちに育つ力があり，その育つ力を子どもと関わる人々とともに育み支えていく言語聴覚

士を目指したいものである。どんなに障害が重くても子どものわずかな反応や成長に気づき，両親や子どもと関わる人々と共有していきたい。

　脳性麻痺の子どものきょうだいにも心を向け，きょうだいの成長，喜び，悲しみにも共感できる余裕をもちたいものである。たくさんの脳性麻痺の子どもをとおして多くの人々と出会い，その過程で言語聴覚士としての育ちを支えてもらったと出会いに感謝している。

　脳性麻痺の子どもには，ことばが話せなかったり，話せても不明瞭であって聞きとれないことがよくみられる。将来 AI（人工知能）によって不明瞭な子どものことばを，その子どもの声で明瞭なことばに変えられたり，表出手段をもたない重度重複障害の子どもの思いが AI によって表出できるような研究が発展することに期待したい。究極は脳性麻痺の原因である脳の障害を治療する研究が進み，障害を受けた脳の機能が治るといった未来が来るかもしれない。しかし，それまではありのままの子どもを人々や社会が受け入れ，子どもの成長を引き出し磨き上げることに心を向け，全力を注ぎたいものである。私たち言語聴覚士は子どもたちとともに成長し続けるよう努力していかねばならないであろう。そして，夢のような未来が実現しても人は他者との関わりの中で心の安定を得て，人として成長することは変わらないのではないかと思う。

●文献●

1) 田村　茂：シリーズ福祉に生きる 8 高木憲次．大空社，1998
2) 田口恒夫：言語障害治療学．医学書院，1996
3) 田口恒夫：言語発達の病理．医学書院，1970
4) 田口恒夫，他：新訂ことばの指導—脳性マヒ児のために．日本肢体不自由児協会
5) McDonald ET，他（著），神山五郎，他（訳）：言語障害基礎シリーズ 9 脳性マヒ．日本文化科学社，1967
6) Crickmay MC（著），井上明生，他（訳）：ボバース法による脳性まひの言語治療．医歯薬出版，1973
7) 笹沼澄子（編）：リハビリテーション医学全書 11 言語障害．医歯薬出版，1975
8) 五味重春（編）：リハビリテーション医学全書 15 脳性麻痺 第 2 版．医歯薬出版，1989
9) 高見葉津：小児の摂食嚥下障害への ST 臨床のあり方．言語聴覚研究　**12**：63-70，2015
10) 今川忠雄：プレスピーチの評価と治療—脳性麻痺の口腔．理学療法学　**15**：217-222，1988
11) Morris SE，他（著），鷲田孝保（訳）：障害児食事指導の実際—話しことばの基礎訓練．協同医書出版社，1979

12）金子芳洋（編）：食べる機能の障害—その考え方とリハビリテーション．医歯薬出版，1987

13）Morris SE，他（著），金子芳洋（訳）：摂食スキルの発達と障害 原著第2版—子どもの全体像から考える包括的支援．医歯薬出版，2009

14）高松鶴吉：自立へ向かう療育．ぶどう社，1994，

15）日本聴能言語協会講習会実行委員会（編）：アドバンスシリーズ コミュニケーション障害の臨床3 脳性麻痺．協同医書出版，2002

16）Finnie NR，（著）小野啓郎，他（訳）：脳性まひ児の家庭療育．医歯薬出版，1970

17）BOWER E（原著編著者），上杉雅之（監訳）：脳性まひ児の家庭療育 原著第4版．医歯薬出版，2014

18）高見葉津：障害別指導・支援6 脳性麻痺と重複障害．石田宏代，他（編）：言語聴覚士のための言語発達障害学 第2版．医歯薬出版，2016，p228

19）高見葉津：乳児期の脳性麻痺児とその家族への支援．コミュニケーション障害学 **26**：56-62，2009

20）堀江菜穂子：さくらのこえ，NPO法人関東シニアライフアドバイザー協会，2015

21）堀江菜穂子：いきていてこそ．サンマーク出版，2017

第10章　摂食嚥下障害

清水充子

Ⅰ．摂食嚥下障害との出会い

　「言語聴覚士の資格制度ができていないなら，嚥下障害へのアプローチを始めるより制度をつくるほうが先ね」。嚥下障害へのリハビリテーション（以下，リハ）を，目の前でみせてくれたオーストラリアのSpeech Pathologist氏（筆者より一世代先輩の女性）の言葉を今も鮮明に記憶している。1987年4月，埼玉県総合リハセンターの五味重春センター長の導きによるリハ研修旅行で見学をした時の一コマである。発声や構音に障害があるケースでは，摂食嚥下障害を伴うことが多く，言語聴覚士の専門性を活かしてアプローチをすることが大事だと説いてもらった。帰国後，患者さんの訓練室での開口や流涎の状況から食事はどうなっているのかと疑問をもち，施設の食堂で対応の必要を痛感した。そんなことから，筆者の摂食嚥下障害へのアプローチが始まった。

　ちょうど同時期に，米国の言語聴覚士（以下，SLP）Jillら[1]の著作「嚥下障害のリハビリテーション」を，翻訳出版（柴田貞雄氏の監修）した矢守茂氏と矢守麻奈氏の夫妻による講演を聴き，関心と学びを深める機会に恵まれた。その後，矢守麻奈氏とは自身の病院の講堂で始められた症例検討会をお手伝いし，一緒に多くの方々とディスカッションを重ね，また関連領域の先生方を招いて講演を拝聴し，新たな発見や関心事にみんなで意気揚々と取り組んだ。後述する日本嚥下障害臨床研究会でも，メンバーとの親交とその探求心に刺激されて嚥下への関心を深め，この道を導いていただいた。

　身近な職場では，関心をもったメンバーが終業後に集まり，症例検討や

ディスカッションを重ねるようになった。はじめて日本で出版された嚥下の成書「脳卒中の摂食・嚥下障害」を輪読したり，米国の言語聴覚士向けの嚥下解説ビデオを英語と格闘しながらみんなで視聴し学んだ。1990 年には苦心の末，はじめての嚥下造影検査（VF）撮影にこぎつけた。VF は，同じ画面をみていても見逃す，あるいは背景がつかめないことがあるが，ひたすら焦点を見据えて同じ場面を繰り返しみることや，見方を議論し合うと解釈できるようになることがある。納得がいくまで，それを繰り返すことが臨床力をつけることにつながると痛感した。

その後，小児の摂食嚥下障害への造詣が深い金子芳洋先生との研修会の好機に恵まれ，小児への対応の重要性も認識した。小児へのアプローチでは，親御さんの気持ちを汲みながらアプローチすること，やはり納得いくまで VF を始め，背景の評価をすることの大切さを学んだ。それまでに経験していた言語発達遅滞や聴覚障害の臨床と基本は，通じるものであることを実感しながらである。

II. 摂食嚥下障害への対応の歴史・学術的成果の歩み

摂食嚥下障害への対応の小史を**図1**に示す。摂食嚥下障害に対するリハとしての臨床・研究ともに先鞭を切っているのは米国であり，SLP がかなり尽力している。日本国内およびヨーロッパでも，追って 1980 年代から実践が始まっている。

1. 米国での黎明

1930 年代に脳性麻痺の小児に対する治療法として紹介されたボバース（Bobath）法が，英国人の理学療法士 Berta Bobath によって考案され，米国を始め世界各国に広まった。ボバース法は，脳性麻痺小児の発話および嚥下の感覚運動治療に広く応用される手技で，多職種で連携して行うアプローチ法であり，今日の摂食嚥下障害への治療で重要視される多職種連携アプローチの礎を示している感がある。その後，1960 年代に入り，学校や外来診療に限られていた SLP の職場が，急性期や慢性期の病院に広がるにつれ，行動療法や解剖学的知識に基づいた訓練法が摂食嚥下障害の

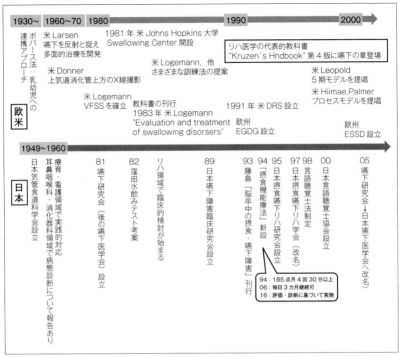

図1　摂食嚥下障害への対応の小史

評価や訓練に活かされるようになっていった。さらに Larsen が，嚥下が基本的に行動ではなく，咽頭から食道にかけて起こる反射であると捉えられていた状況の中で，生理学的刺激を試みるなど，新たなアプローチを開発し多面的な治療法を用いた。また，Larsen は治療には常にチームアプローチが必要であることを確信していたという。

　続いて，1960 年代後半から 1970 年代前半の米国では，Johns Hopkins 大学の Donner が放射線科医師として注目する対象器官を上気道消化管の下方から上方へ移動させ，その後の Logemann らによる嚥下造影確立への先駆けとなった。

　1970 年代から 1980 年代は，Logemann により系統だった手順で行う嚥下造影の検査法（VFSS）が確立され，画像診断を基盤として生理学的・解剖学的な病因の解明に基づき，意味のある訓練法を用いる意義が明確になっていった。続く 1980 年代後半から 1990 年代は，Logemann をはじめとする臨床家により新たな治療・訓練の手技が生み出された。Logemann

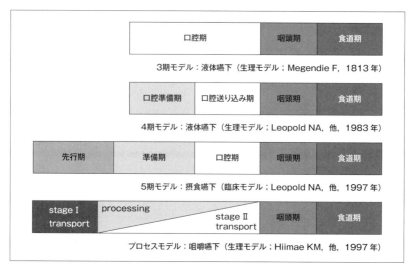

| 口腔期 | | 咽頭期 | 食道期 |

3期モデル：液体嚥下（生理モデル；Megendie F, 1813年）

| 口腔準備期 | 口腔送り込み期 | 咽頭期 | 食道期 |

4期モデル：液体嚥下（生理モデル；Leopold NA, 他, 1983年）

| 先行期 | 準備期 | 口腔期 | 咽頭期 | 食道期 |

5期モデル：摂食嚥下（臨床モデル；Leopold NA, 他, 1997年）

| stage I transport | processing | stage II transport | 咽頭期 | 食道期 |

プロセスモデル：咀嚼嚥下（生理モデル；Hiimae KM, 他, 1997年）

図2　嚥下理論のモデル

の科学的な背景の理解に基づき，最善の方法をそれぞれの患者さんへ返そうとする SLP としての姿勢，そして学会や著作をとおして後続へ伝え続ける志と実践力を筆者もたいへん尊敬している。今日，われわれが用いている訓練手技の多くは，この時期から提案され，その実効性・エビデンスが追及され続けているものである。

　このようにリハとしてのアプローチが進められるなか，嚥下動態を説明する生理モデルの捉え方に革新的な提唱がなされた。1980 年代当初，それまでの定説であった一口で飲み込む液体の命令嚥下から導いた口腔期・咽頭期・食道期を示した3期モデルから，口腔準備期と口腔送り込み期を細分した4期モデルが示されていた。さらに 1990 年代後半に入り，「摂食・嚥下」という食物を認識して口に運ぶ摂食行動を咽頭期嚥下に影響を及ぼす活動として捉え，「先行期」を加えた5期モデルが Leopold によって提唱された。リハとして嚥下をみる拠り所となる考え方である（**図2**）。

　時期を同じくして Hiimae と Palmer によって，固形物は水分の嚥下とは異なり，咀嚼をしながら咽頭へ運ばれ，食塊を集積して嚥下するというプロセスモデルが提唱された（**図2**）。さらに 2000 年代に入って，Stage II Transport で液体を含む混合物の送り込みは，重力による受動的輸送の影響も強く受けることや，食物の物性によって咽頭への流入状況が異なること，流入の速度や程度を意志によって変えることができることなどが

明らかになっていった。実際に筆者もこの理論を知り，プロセスモデルに沿って考えながら VF 評価を行うと，それまで早期咽頭流入や嚥下反射惹起遅延と捉え違えていたことに気づき愕然とした。また，誤嚥の理由を探る咽頭の見方を変えることができた。今では懐かしくさえ感じるが，臨床では疑問に思ったことを諦めずに追求し，新しい説を知ることの大切さを痛感した。

2．日本国内の歴史と現況

　国内での摂食嚥下障害への対応状況を振り返ると，1960 年代までは耳鼻咽喉科や消化器内科領域で主に病態の診断に関する臨床と研究，および療育や看護の領域で実践的な対応がなされていたと聞く。下気道の研究は，安政年間に喉頭鏡が日本に持ち込まれ，1900 年代に入って気管食道科学の礎が築かれ，嚥下や喉頭機能に関する研究報告が 1920 ～ 1930 年代から行われるようになった。1949 年に日本気管食道科学会が設立され，1982年に平野実氏の司会によるシンポジウム「呼吸・嚥下・発声の制御」が行われた。その内容は，同年の単行本「呼吸・嚥下・発声の制御」として著された[3]。生理学的な背景を学べる著作で，筆者の本棚では最も歴史ある貴重な 1 冊である。同時期に嚥下の生理や臨床に関する研究に取り組んでいた耳鼻咽喉科医師が，比叡山にある宿泊施設に泊まり込んで夜どおし議論を交わした「比叡山カンファランス」が開催され，これに端を発して国内で嚥下研究の本格的な歩みが始まった。そして，嚥下に関する諸問題を解決するために嚥下研究会が設立された。関心をもった言語聴覚士の一人として，筆者も 1992 年ごろから会場の後席で拝聴させてもらった記憶がある。発表の内容は，耳鼻咽喉科的な治療や基礎研究などが主であった。その後，2005 年に気管食道科学会から独立し，日本嚥下医学会と名称が改められた。それを期に耳鼻咽喉科とリハ科の連携がさらに強化され，言語聴覚士を含む多職種が正会員となり，基礎研究からリハとしての臨床的な実践まで幅広く，かつ深く学べる学会となった。

　筆者自身が摂食嚥下への関心を深め，自らを育ててもらった思いで感謝に絶えない研究会が日本嚥下障害臨床研究会である。この会は，関西地域で患者さんへの対応に悩んだ言語聴覚士が，耳鼻咽喉科医師に相談をもちかけ，民宿に集い車座になって症例検討をしたことから始まったという伝説の研究会である。若い面々は夜どおし議論を深め，親交も深めていった。

現在でも，演題発表には温かい議論が繰り広げられ，研究会場から懇親会場へ場を移しても症例検討の議論を続ける態勢は引き継がれている。

摂食嚥下障害へのリハとしての対応の機運が高まるなか，現在の日本摂食嚥下リハ学会の前身である同研究会の始まりとなる摂食・嚥下リハビリテーションカンファレンスが，1994年9月に東京都リハ病院の理学療法室で開催された。筆者は，基礎的な勉強を始めたばかりであったが，先生方からの指導を受け，訓練についての講演を担当した。

各方面から関心をもった人々が集まる場は貴重で，ほどなく摂食嚥下リハ研究会の発足へと進んだ。その第1回研究会は金子芳洋会長のもと，1995年9月に昭和大学旧上條記念館で開催され，予測を遥かに上回る参加者で盛況を博した（**図3**）。そして，学際的な見識を深める必要性を強く表現し結集しようという熱い意志をもった先生方により，1997年に日本摂食嚥下リハ学会が設立された。現在，会員は摂食嚥下リハに携わるすべての職種（約17職種）に渡るが，なかでも言語聴覚士は最も多い割合を占め，e-Learningによる学習システムや認定士制度，研究助成金制度など，利用価値の高い事業が行われている。また，米国嚥下障害学会（DRS）との連携やDysphagia（DRSの公式学会誌）との提携など，諸外国とのつながりも強化し，国際学会の開催も予定されている。国内外で多くの専門職と理解し合い，臨床や研究に役立つつながりが得られる学会である。

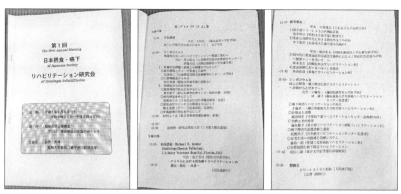

図3　第1回 摂食・嚥下リハビリテーション研究会

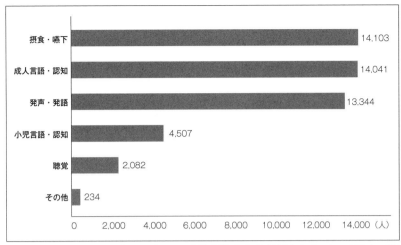

図4　言語聴覚士の対象〔日本言語聴覚士協会会員が対象としている障害（複数回答あり）2020 年〕（日本言語聴覚士協会のホームページより転載）

　さて現在，私たち言語聴覚士が対象としている領域の集計をみると**図4**のように，摂食嚥下障害が最も多く対象とされている。資格制度の制定により，カリキュラムに摂食嚥下領域が組み込まれたことばかりでなく，言語聴覚士自身の改革や，医療・学校の体制の中で対応の必要性への着眼が向上したことも，対応数の増加につながっていると考えられる。

3．欧州の歴史と現況

　欧州でも日本国内とほぼ同時期である 1980 年代から嚥下反射に関与する器官の動きと，そのタイミングの測定などが始められ，VF を用いた舌骨の動きの測定や VE を用いた診断が行われるようになった。そして，1990 年代はじめから多職種による研究会である欧州嚥下障害・咽喉頭異常感症研究会（EGDG）が設立された。EGDG は，定期的に欧州各地で学術集会を開催し，治療と知識を発展させた。また，オランダ，イギリス，イタリア，ドイツ，トルコ，ベルギー，スイスなど，それぞれの国ごとに学術集会を行う学会や研究会が活動を進めている。そのようななか，2011 年に EGDG から進めた公式な科学学会として欧州嚥下障害学会（ESSD）が設立された。会員は，医療専門職と言語聴覚士を中心とした多職種で，欧州のみでなく全世界から集まっており，ウェブサイトを活用したイベント情報や知的情報も提供されている。公式学会誌は Dysphagia であり，

米国および日本の学会とのつながりも深まっている。学術集会にもさまざまな職種が参加し，臨床・研究・教育と幅広い見地からプログラムやプロジェクトが組まれ，発展を目指している。

Ⅲ．摂食嚥下障害へのアプローチの魅力

1．摂食嚥下障害の臨床に言語聴覚士が携わる意義

　ヒトのコミュニケーション全般へのアプローチを専門とする言語聴覚士が，摂食嚥下障害領域へのアプローチも専門とする意義を考えてみたい（図5）。発声・発語と摂食嚥下の機能は，単に同じ口腔や呼吸器官を使用する運動であるばかりでなく，認知，思考，記憶，他者との交わりにおける相互作用を共有し，いずれにおいてもその人らしさ，それぞれの持ち味をもって遂行される機能であるという特性がある。

　コミュニケーションは，他者を認識し関係をもちながら思考して交信することから始まる。音声言語は，呼気を利用して声帯振動を起こすことで発声し，口腔器官を使って構音を産生する。そして，思考に基づいて発信し合う会話が続けられる。一方，摂食嚥下の活動は，まず食物を認識し，

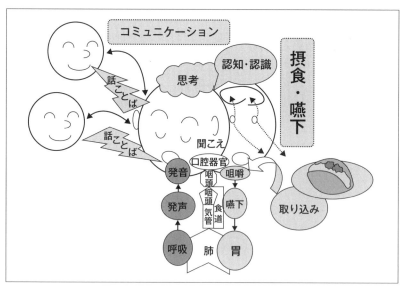

図5　食べる活動とコミュニケーション

それまでの経験からその食物の特徴（味の想像，固さ，温度など）や自分との関係（好き嫌い，栄養の知識からの選択など）から食思を左右しつつ，適切な食具（箸，フォーク，スプーンなど）を選択して口へ運ぶ。口腔感覚や嗅覚によって取り込んだ食物が予測どおりであると認識されると，安心して咀嚼し咽頭を通過させて嚥下に至る。この間にコミュニケーションに使用しているのと同じ，大脳で思考しながら咀嚼嚥下運動を遂行し，さまざまな経験を記憶する機能を働かせている。また，飲食の活動は生きるための栄養摂取という活動のみでなく，おいしい物を飲食するという楽しみ，さらにコミュニケーションをとり，懇談しながら食を共有することで関係を深めたり修復したり，趣味や知識を深め楽しみに昇華させるというように，知的好奇心の発展や社会性の進展をもたらせてくれるものである（図6）。このように考えてみると発声や構音，そして思考と言語に関する領域の専門性を高くもつ言語聴覚士が，認知言語機能，聴覚機能との関連を視野に入れながら，細やかな口腔器官の運動や呼吸との関連を押さえて摂食嚥下に関する機能訓練を行う意義は深い。

　また，摂食嚥下機能はさまざまな中枢および末梢神経や筋活動によって成り立っており，引き起こされている症状の背景にその原因となる病態が

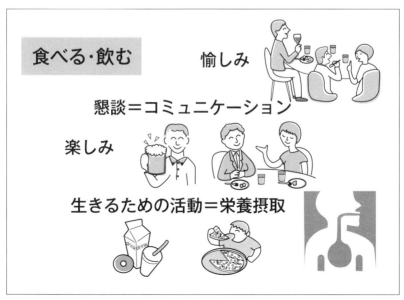

図6　飲食活動の意味

あり，そこに働きかけることにより症状の改善を導く可能性がある。逆に考えると，効果を上げられない原因の一つは，こちらの見立てや用いる手技が適当ではないということかもしれない。この因果関係の追及に魅力を感じている臨床家は少なくないのではないだろうか。細かい筋の活動に着目し，その活動とそれにより繰り広げられる現象を自身の手（指先）と目と耳で確認し，対象者の弱い力を引き出し，引き上げ目標の行為の達成を支援することで感じる喜びは臨床の醍醐味ではないだろうか。さらに，その運動を遂行するのは，個性豊かな人間であり，本人のもつ機能や境遇により遂行できる行為に違いがある。それらを加味した臨床の展開は容易ではないことも多いが，いかに背景を解明し，困難を克服していくかというアプローチに魅力が感じられるようになる。

　また，摂食嚥下機構の中には嚥下中枢機構（CPG）の仕組みなど，まだまだ解明されていない事柄があり，日々の臨床の中で新たな解明へ向けた探求心が膨らむことも大きな魅力であろう。そして，そのような研究領域の知識や知恵や工夫，さらに私たち言語聴覚士のみでなく，多くの他職種と知識や技術を共有し協働しながら目標に向かえることも大きな魅力であろう。

　関連する他の多職種と協働するなかで高まる関心や，言語聴覚士として携わる臨床から湧き上がる探求心を大切に醸成し，障害をもつ対象児・者の困難が少しでも軽減されることを目指して日々を有意義に過ごしたい。

　研究領域で統計的な処理で仮説を検証していく手法は，EBM（Evidence-Based Medicine）を進めるうえでは非常に大切なことであるが，対象児・者のもつ障害だけに焦点をあてるのではなく，障害をもつ対象児・者それぞれの生活の中で，それをどう克服できるよう導くかということに焦点をあてた働きをしていきたい。この領域の研究活動が症状を抱える人を大切にした科学として発展することに期待している。

2．言語聴覚士らしさを発揮する

　私たち言語聴覚士が行っている摂食嚥下障害への対応の中で，言語聴覚士らしさを発揮できる事柄をあげてみよう。

1）理学的診療

　摂食嚥下機能は，各器官の感覚入力が CPG に入力され，CPG からの司令による各器官の運動によって遂行される。この感覚入力の入り方を視診

によって確認し，遂行される一連の運動を視診・触診・聴診などを用いて評価する。そして，感覚・運動機能の弱い部分，例えばむせや誤嚥などの問題を引き起こす原因となっているであろうことを検出し，その弱点を強化する，あるいは補う方法を見つけて対処法を導く。

　ここでわれわれがみる対象は，身体の一部の小さな筋肉や組織である。例えば，顔面の筋活動の左右差の観察では健側とみえる側の筋活動にも弱さがあるのか，目的の運動がどの程度達成できているのかなど，実に細かく観察・評価する。そして，目的の行為が阻まれているとしたら，何がなぜ，どう阻まれていてどう対処したらよいのかを考え，対処を実践する。この実に細かい理学的診療は，言語聴覚士ならではの技量を発揮する檜舞台である。

2）理解度と表現の察知

　対象児・者の表現から真意を察知する。対象児・者は，言語未獲得の乳幼児から失語症や認知症の合併，老人性難聴を含め聴覚入力の狭小化，気管切開による発声困難など，聴覚入力や音声言語でのコミュニケーションに困難がある場合も多い。そのような状況にある人々の意思表示や表現を見逃さずに察知し，理解するためのレーダーを張り，コミュニケーション手段を模索し遂行することに，言語聴覚士は長けているはずである。さまざまな状況で起こりうる問題を推察し，個々の対象児・者に有効な手段を用いて対応する術を活かしていきたい。

3）チームのコーディネータ役

　患者さんとのコミュニケーションに長けていることを少し応用して，さまざまな状況にある専門職との連携強化に努めるコーディネータ役を買って出ることも多いのではないだろうか。患者さんの摂食嚥下機能を他のリハスタッフに説明して理解を進める働きかけをすると同時に，対応策の相談から主治医へのお願いごとをまとめることに発展することもあろう。さらに，研究会や学会で得た情報を提供し，施設内の学びを向上させるキーパーソンになることもあろう。ここでも，メンバーそれぞれの状況を確認しながら，縁の下の力持ちのように物事を進める力が発揮される。

Ⅳ. 摂食嚥下障害へのリハビリテーションの進展のために

　最後に，今後の摂食嚥下リハの進展のためにチャレンジしたい課題と目標について述べる。

1．評価の進化を取り入れて

　この領域の発展が，VFやVEで対象をきちんと評価することから始まり，根拠のある訓練法を用いて症状の改善を狙う働きかけを追求し続けていることに象徴されるように，背景をより深く知ることに飽くなき追及が続けられている。そのようななかで誕生した画期的な手法が，3D-CTによる評価である。嚥下CT（Swallowing CT）と呼ばれる三次元画像で，嚥下器官の動態を任意方向から観察が可能であり，諸事象を同時に観察することができ，動態の正確な定量化も可能となった。2007年に開発された320列面検出器型CT（320-ADCT）によって，はじめて内面の動態評価ができるようになったもので，1回のスキャンで頭蓋底から頸部食道までの三次元画像の時系列画像が収集でき，嚥下運動全体を画像化できる。立体的に運動の評価や時間的計測，咽頭残留量などの容積計測，移動距離などの空間計測，食道入口部の開大面積などの断面積計測が可能で，嚥下の生理および病態理解と対応策の検討に非常に役立つ。現在のところ利用できる機関は限られているが，得られた知見が臨床に活用されるよう期待したい。また，fMRIやNIRS，MEG，PETなどによる嚥下運動の中枢神経機構や脳機能活動についての解析研究が進められている。メカニズムの解明や評価法の確立，神経の可塑性を応用した大脳刺激療法の開発などに期待がかかる。

2．リハビリテーション医学の方法論を押さえて科学的に

　「生物の機能と構造は，その活動レベルに適応して調整される」という活動機能構造連関の原則に立ち，対象とする器官の筋力，可動域，協調性などを評価し，目標とする安全な嚥下のために必要なそれぞれの機能回復を狙う訓練を考える。それぞれの機能に応じて目標を設定し，各器官に対して機能回復に必要な手技，負荷量，頻度などを設定し，運動学習を促す。

148

その際，環境要因を考慮しながら本人が主体的に臨めるようモチベーションを支持し，適切なフィードバックを続け，訓練が進められるよう支援する。

　食べることをとおして食べる機能を向上させる摂食訓練は，機能に合わせて器官を用いながら機能を向上させていく運動学習の成果がみえるところであり，安全性に配慮しながら訓練を進める。本人や家族がその段階に到達した達成感をもち，さらに機能向上を図る動機づけを維持しながら先へつなげるという心理的な側面も支援しながらアプローチを進める。

3．対象疾患ごとの役割

　脳卒中は，多くの場合，臨床で最も多く経験する対象であろう。回復期に嚥下リハを必要とするのは全体の 10 〜 20％とされているが，機能訓練が回復の鍵となる例や心理的な支えをしながら長期に渡る働きかけが必要な例があり，言語聴覚士の力を注ぐべき対象である。

　神経変性疾患は，進行性の疾患で，大きな回復を狙うことは難しいが，機能訓練を含め適切な対応により摂食状況の改善がみられる場合がある。また，摂食条件の工夫により問題を軽減できる可能性がある。高齢化に伴いパーキンソン病の有病率が上昇していることなどもあり，言語聴覚士の手腕が発揮される場も増えるであろう。

　認知症により食べることに支障をきたしている例は，言語聴覚士のもつ細やかな技量が役立つ可能性は高い。個別性の高い対象者をよく観察し，適切な対応ができるよう経験を積んでいきたい。

　がんでは，口腔，咽頭がんの術後のリハをはじめ，食道がんの術前からの指導，訓練，放射線治療や抗がん剤治療後の症状，脳腫瘍による嚥下困難，肺がん治療前後の対応など，症状に合わせた指導・訓練に尽力したい。

　心臓リハでは，心臓疾患の術後に呼吸や発声，嚥下の問題を合併する例に対して，術前からの対応が貢献する。まだ，携わる言語聴覚士は限られているが，今後チームの一員となれるよう期待がかかる。

　呼吸リハでは，令和 2 年度の診療報酬改定で言語聴覚士も呼吸器リハ料の算定ができるようになった。肺炎など急性発症した呼吸器疾患や神経筋疾患で呼吸不全を伴う場合，気管切開や人工呼吸器管理下で条件を満たす症状がある場合に対象となる。専門性の高い領域であり，知識と技量をもって対応したい。

　小児では，発達全体をみながら対応ができる言語聴覚士が，摂食の可能

性を向上させる意義は大きい。発達を促し，成長につながる食べることの楽しみを伸ばし，窒息事故など悲しい事態を避けることができるよう努めていきたい。

4．倫理的配慮

摂食嚥下障害への対応において，倫理的な配慮の必要が議論されることが多くなっている。進行性の疾患やがんの治療経過途中ばかりでなく，脳卒中後遺症をもつ高齢者の加齢に伴う機能低下など，終末期医療に言語聴覚士が関わる際，あるいは胃瘻や経管栄養の選択など医師が主導する症例に関わる際，患者・家族の意向や価値観に沿ったよりよい選択を支える役割が生じている。その時，倫理的な配慮ができるようわれわれ自身の倫理観の醸成に努めたい。

5．国際的発展

他領域と同様に国境を越えて学び，切磋琢磨できる大きな魅力がある。先に述べた DRS や ESSD での学び，ベトナムやカンボジアなどアジア地域での支援や連携が言語聴覚士の領域でも進展している。食文化の違いはあるが，機能障害は共通するはずであり，諸外国の言語聴覚士と視点を違えて学び合える意義は深いと思われる。未来を担う若い人は，ぜひ世界へ視野を広げた活動を進めてほしい。

6．やはり大事なチームアプローチ，職種間連携

摂食嚥下障害へのアプローチにおいて，多くの職種の連携が必要であると誰もが認めているが，よいコミュニケーションのもと，望ましい臨床が展開されることがいかに難しいか，さまざまな状況に会うたびに感じられる。多職種が自身の専門性に根差しながら専門領域を超えて交流するトランスディシプリナリーチームへの参加の必要性などを認識し，院内ばかりでなく地域包括ケアシステムへの貢献などを含め，自身の専門性を発揮しながらよりよいコミュニケーションを推進する役割を担っていきたい。

V. おわりに

　「Art is Long, Life is Short」は，ギリシャの医聖ヒポクラテスの格言である。Scientific な着眼に基づき，Humanity を大切にしながら Artistic とまでいえるような対応ができるよう，長寿化といわれても限りある対象者と自分自身の Life を大切にして，多くの魅力的な人々がこの魅力的な職を目指し，全うされることを願ってやまない。

●文献●

1) Jill S, 他（著），柴田貞雄（監訳）：嚥下障害のリハビリテーション―訓練と食餌計画の実際．協同医書出版，1988
2) 才藤栄一，他（監），出江紳一，他（編）：摂食嚥下リハビリテーション第 3 版．医歯薬出版，2016
3) 平野　実（編）：呼吸・嚥下・発声の制御．篠原出版，1982
4) 日本嚥下障害臨床研究会（監）：嚥下障害の臨床 第 2 版．医歯薬出版，2008
5) 兵頭政光：宿題報告 2020 超高齢社会における嚥下障害．高知大学医学部耳鼻咽喉科・頭頸部外科，2020
6) 倉智雅子（編）：言語聴覚士のための摂食・嚥下障害学．医歯薬出版，2013
7) 堀口利之：耳鼻咽喉科・気管食道科領域．日摂食嚥下リハ会誌　**9**：12-16, 2005

第11章　言語聴覚領域の展望と課題

深浦順一

Ⅰ．はじめに

　言語聴覚士の国家資格は，1960年に医療制度調査会が理学療法士，作業療法士とともにその資格の必要性を答申してから約40年経過した1997年12月に言語聴覚士法が制定されて実現した。言語聴覚士の国家資格化は，言語聴覚士だけでなく当事者や多くの関係者の強い願いがあったことが大きな要因ではあるが，社会的にも1980年代以降の急速な高齢化社会の到来により，脳卒中などによる言語障害に対するリハビリテーションの必要性・重要性が高まり，国として資格を定めてその業務が適正に運用されることが強く求められたことにより実現した。

　言語聴覚士誕生から20年を経過した今日における言語聴覚領域の展望と課題について，社会と医療・介護分野の動向からの展望と課題，言語聴覚療法ならびに言語聴覚士とその職能団体である日本言語聴覚士協会（以下，協会）の動向からの展望と課題という視点から述べる。

Ⅱ．社会と疾病構造の変化

1．人口動態と社会保障制度の変化

　言語聴覚士を取り巻く社会の変化は，言語聴覚士の業務に大きな影響を与えてきた。日本の人口動態についてみていくと，高齢者への施策が検討され始めた1980年に65歳以上の高齢者人口の割合が9.1%だったものが，2020年には28.7%となり，75歳以上の後期高齢者の割合は13.8%となった。

今後さらに高齢化は進み，2065 年には高齢化率は 38.4％（後期高齢者は
25.5％）になると予想されている（**図 1**）。一方，15 歳未満の子どもは
1982 年以来，39 年連続減少して 2020 年には 1,512 万人となり，総人口に
占める割合は 12.0％となっている。さらに，2065 年には 898 万人（10.2％）
にまで減少すると推測されている。また，総人口も 2010 年の 1 億 2806 万
人をピークに減少に転じ，2020 年には 1 億 2,532 万人となり，2065 年に 8,808
万人となると推計されている。このような少子高齢社会の中で，年金・医
療・介護・福祉などの社会保障給付費は増大を続けている。そのため社会
保障制度の維持が課題となり，2012 年に社会保障と税の一体改革関連法
案が成立して制度改革が進められている。

2．疾病構造の変化

　人口構成の変化と栄養状態や医療環境の変化に伴って，戦後の疾病構造
は大きく変化してきた。死亡原因からみた疾病構造の変化は，1950 年ご
ろまでは結核を中心とした感染症によって死亡することが多かったが，抗
生物質による治療や栄養状態の改善で死亡率が劇的に減少した。しかし，
この栄養状態の改善は生活習慣病を生み，さらに日本特有の塩分摂取の多
さから 1970 年ごろまで脳血管疾患による死亡者が急増した。その後，高
血圧対策が進められたことと発症後の早期治療の体制が充実してきたこと

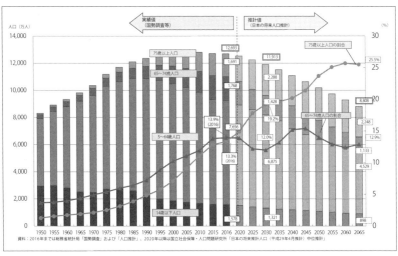

図 1　総人口の推移（文献 1）より一部改変転載）

から，死亡率は低下して2019年には全死亡者に占める割合は7.7％となっている。この脳血管疾患による死亡率の減少に反比例するように肺炎による死亡が徐々に増加し，2010年ごろには第3位となった（**図2**）。これは，脳血管疾患の後遺障害や高齢化がその要因となっていると考えられ，高齢者の誤嚥性肺炎の増加が影響しているといわれている[3]。2019年の統計でも，肺炎6.9％，誤嚥性肺炎2.9％となっており，誤嚥性肺炎による死亡者は肺炎全体の約30％を占めている。

　介護が必要となった原因では，認知症が最も大きな割合を占めており，脳血管疾患，高齢による衰弱と続く。認知症について，久山町研究からの有病者数推計値は2025年に675〜730万人，2060年には850〜1,154万人になると考えられており，言語聴覚療法への影響もますます大きくなると思われる。

　また，高齢者の生活の質を阻害する要因として，最近注目されているものに加齢性難聴（老人性難聴）がある。内田ら[5]は，国立長寿医療研究センター・老化に関する長期縦断疫学研究（NILS-LSA）の調査結果から25dBを超える難聴の有病率は60〜64歳群までは徐々に増加し，65歳以上では男性で43.7％以上，女性で27.7％以上，75歳以上では男性で71.4％以上，女性で67.3％以上と推計している。同じ調査からの別の報告[6]では，補聴器が必要となるのは男性で15.6％，女性で10.6％となっている。

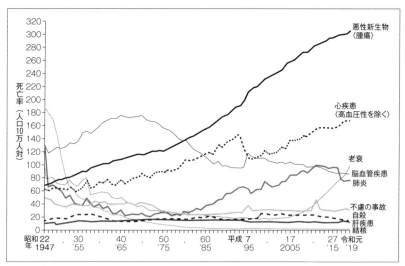

図2　主な死因別にみた死亡率（人口10万人対）の年次推移（文献2）より転載）

　少子化の中で文部科学省の調査[7]によれば，2019 年度の特別支援学校在籍者数は 195,200 名となっており，そのうち知的障害は 131,985 名と最も多く，聴覚障害は 8,175 名となっている。小学校の特別支援学級には，難聴が 1,357 名，言語障害が 1,350 名，知的障害が 90,462 名，自閉症・情緒障害が 99,496 名在籍している。通級による指導を受けている小学生は，言語障害 39,106 名，自閉症 21,237 名，情緒障害 15,960 名，難聴 1,775 名，注意欠如・多動性障害 20,626 名となっている。これらの特別支援学校や特別支援学級で教育上支援を受けている児童の数は，近年増加しているが，通級指導を受けている児童も 2009 年の 54,021 名が 2019 年には 134,185 名と大幅に増加しており，特に自閉症・発達障害児が急増している。

3．医療・介護・福祉・教育分野の変化

　このような超高齢社会とそれに伴う疾病構造に変化によって，医療・介護分野は大きな変革が進められてきた。2014 年に成立した医療介護総合確保推進法に基づく医療・介護サービスの提供体制の改革のイメージは図3のようになっている。

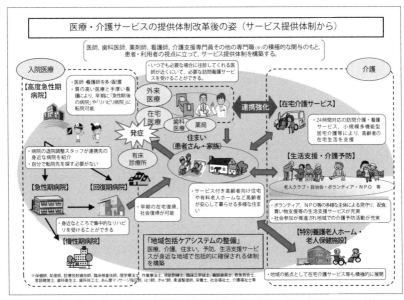

図3　医療・介護サービスの提供体制改革後の姿（サービス提供体制から）
（文献3）より転載）

高度急性期病院においては，早期に回復期リハビリテーション病棟や急性期病院（地域包括ケア病棟）への転院を目指して質の高い医療と手厚い看護を提供することとなっている。回復期リハビリテーション病棟では，脳血管疾患または大腿骨頸部骨折などで急性期を脱しても，まだ医学的・社会的・心理的なサポートが必要な人に対して，多くの専門職種がチームを組んで集中的なリハビリテーションを実施する。地域包括ケア病棟は，2014年度に新設された制度で，急性期治療を終えた患者や在宅において療養を行っている患者などの受け入れ，患者の在宅復帰支援などを行う機能を有し，地域包括ケアシステムを支える役割を担っている。入院医療においては，早期の在宅復帰・社会復帰を目指し，退院後は要介護状態になっても住み慣れた地域で自分らしい生活を人生の最後まで続けることができるような地域包括ケアシステムの構築によって，今後の社会を支えることになる。

　地域包括ケアシステムは，高齢者や障害者が地域で自立した生活を営むことができるように，医療・介護・予防・住まい・生活支援が一体的に提供される体制である。言語聴覚療法は，居宅系では外来・通所リハビリテーション，訪問リハビリテーション，訪問看護で，施設系では介護医療院，介護老人保健施設において提供されている。また，地域包括ケアシステムの推進において，地域ケア会議と介護予防・日常生活支援総合事業における地域リハビリテーション活動支援事業では，リハビリテーション専門職の積極的関与が求められ，行政などによる要請に応えるべく，理学療法士・作業療法士の都道府県士会とともに協議会の結成を進めてきた。

　高齢者の健康上の特徴は，さまざまな臓器に加齢変化が起こることである。高齢者は，これらの加齢変化によって適切な支援があれば生活機能の維持向上が可能であるが，心身・認知機能や生活機能が低下し，心身の脆弱性が出現した状態であるフレイルや，低筋肉量や低筋力，低身体機能が起こるサルコペニアと呼ばれる状態に陥りやすい。このようななかで感冒，インフルエンザ，肺炎や骨折などによる一定期間の安静・臥床を契機に，障害が重度化・複雑化し，回復にも長期間を要する。また，診断されても治療に至らない，あるいは治療法がない病態も多く，障害を抱えながら終末期の問題に対処しなければならない。現代は，病院で治す医療から地域で支える医療と地域での自立支援に向けたリハビリテーションの提供へと移行しつつあるといえる。

　障害福祉分野では，差別の禁止と合理的配慮を求めた障害者権利条約の国連採択（2006 年）と 2014 年のわが国における批准は，障害者施策を進めるうえでの大きな転機となった。障害者基本法の 2011 年改正では，「共生社会」の実現を目指すことや「合理的配慮」の概念が取り入れられ，障害者差別解消法の成立（2013 年）により「差別の禁止」や「合理的配慮」が義務化（一部努力義務）されることとなった。障害者福祉サービスの提供においては，2005 年の障害者自立支援法と 2012 年の障害者総合支援法の制定が大きな変化をもたらした。また，障害児へのサービス提供としては 2012 年の児童福祉法改正により，児童デイサービスや障害種別ごとの通園施設が障害児通所支援（児童発達支援，放課後等デイサービスなど）と障害児施設・事業に一元化された。児童発達支援や放課後等デイサービスは，その利用者数が増加しており，障害児への言語聴覚療法の提供施設として重要性を増している。

　教育の分野では，1993 年の学校教育法施行規則改正により通級指導が開始し，2006 年の改正では特別支援教育の推進が図られた。障害福祉分野と同様に，教育分野においても発達障害者支援法，障害者差別解消法の制定でインクルーシブ教育の推進が図られている。

Ⅲ．言語聴覚士と言語聴覚療法のこれまで

1．言語聴覚士のこれまで

　1999 年に実施された第 1 回言語聴覚士国家試験の合格者は 4,003 名であった。この国家試験受験者数の推移をみると，5 年間の経過措置が終了した 2004 年にいったん 1,658 人と減少したが，2006 年からは 2,000 ～ 2,500 人の間で大きな変化はみられない。合格者に関しては，近年は毎年約 1,700 名程度である。指定養成校は 1999 年には 16 校であったものが，現在では 73 校と増加している。

　協会の統計をもとに言語聴覚士の状況を概観してみる。2020 年 3 月末の集計によれば，20 代と 30 代が 66.6％と若い言語聴覚士が多数を占めている。また，女性が 2001 年には 81.1％を占めていたが，2020 年には 75.6％となり，男性の割合が徐々に増加している。職場としては，医療機関が 74.4％と最も多く，次いで老健・特養（12.1％），福祉（7.5％），学校

教育（1.9%），養成校（1.5%）と続く。

　対象とする障害領域は，摂食・嚥下障害，失語症・高次脳機能障害がほ
ぼ同数で，発声・発語障害と続いている（図4）。摂食嚥下障害や失語症・
高次脳機能障害の急増は，高齢社会の到来や疾病構造の変化に伴う，脳血
管疾患後遺症や高齢者を対象とした言語聴覚療法の社会的ニーズの高まり
を反映している。小児言語障害や聴覚障害を対象としている言語聴覚士は
少なくみえるが，順調に増えている。

2．日本言語聴覚士協会のこれまで

　協会は，言語聴覚士の唯一の職能団体として2000年1月16日に開催さ
れた設立総会ならびに第1回総会を経て正式に発足した。役員は初代会長
の藤田郁代氏，副会長の佐場野優一氏，立石雅子氏，玉井直子氏，綿森淑
子氏，その他25名の理事という構成であった。

　専門職職能団体の最も重要な事業は資質向上を保証するための取り組み
であり，発足当初より全国研修会を開催してきた。この取り組みを系統立
てるために，2004年より生涯学習プログラムを稼動させた。2008年度に
は認定言語聴覚士制度を開始し，失語・高次脳機能障害領域と摂食嚥下障
害領域の認定言語聴覚士が誕生した。また，学術・研究活動の発展のため
に，2004年に協会学術集会を「日本言語聴覚学会」とし，学術誌「言語

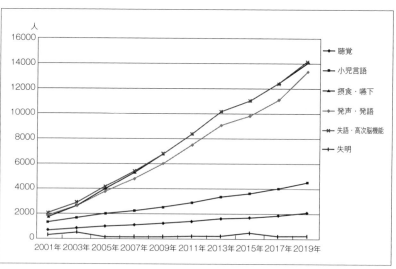

図4　言語聴覚士の対象障害の推移

聴覚研究」を創刊した。同時に倫理綱領草案を作成し，会員の意見集約と一部の修正後，2011 年に日本言語聴覚士協会倫理綱領として確定した。また，2004 年にはリスク管理という観点から会員全員加入の個人賠償責任保険制度も導入した。

協会発足と前後して各地に都道府県士会が設立されるなかで，両者の関係づくりを目指すために 2001 年には地域職能組織代表者会議を設置した。2003 年には協会の都道府県士会としての登録が始まり，登録都道府県士会による協議会を設置した。その後，47 都道府県士会すべてが登録することとなり，2020 年度の総会では「正会員は，都道府県言語聴覚士会に入会することとする」という定款変更が承認された。

2007 年には言語聴覚障害と言語聴覚士に関する啓発活動として「言語聴覚の日」事業を開始し，都道府県士会においてもさまざまな取り組みが行われるようになった。また，言語聴覚障害や言語聴覚士を題材にした映画やドラマが公開され，少しずつ認知度も高まってきた。

協会会員が順調に増加するなかで，2009 年 9 月 13 日に一般社団法人設立総会を開催し，念願であった法人化を実現することができた。また，2014 年には事業のスムーズな展開のために代議員制度を採用し，正会員から選出された代議員を社員とする体制となった。会員数の増加は順調であるが，国家試験合格者総数を母数とした組織率は，60％弱と理学療法士や作業療法士に比べて低い水準となっている（**図5**）。

3．言語聴覚療法のこれまで

協会発足以降，言語聴覚療法提供制度についても大きく変化してきた。2002 年の診療報酬改定で言語聴覚療法Ⅰ・Ⅱの施設基準が定められ，理学療法・作業療法と同等の位置づけとなった。2006 年の診療報酬改定は，医療におけるリハビリテーション提供において大きな転機となった。言語聴覚療法・理学療法・作業療法の区分がなくなり，疾患別リハビリテーション料として提供されるようになった。同時に定められた算定日数上限は社会的問題ともなり，必要とされる人に言語聴覚療法の提供を確保するために交渉を行った。この改定を機会に，日本リハビリテーション医学会，日本リハビリテーション病院・施設協会，日本理学療法士協会，日本作業療法士協会とともにリハビリテーション関連5団体（現在の全国リハビリテーション医療団体協議会）による協議が始まった。2012 年には，回復

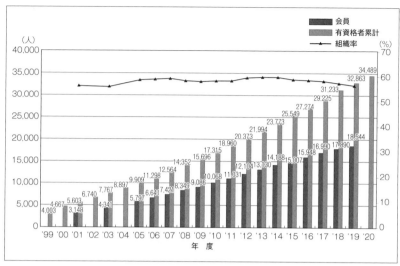

図5　言語聴覚士と協会会員数の推移

期リハビリテーション病棟料Ⅰに言語聴覚士の配置が明記された。2020
年改定では，脳血管疾患等リハビリテーション料Ⅱに言語聴覚療法のみを
実施する場合の施設基準が新設され，呼吸器リハビリテーション料および
難病リハビリテーション料にも職名追記が行われた。

　介護保険制度は2000年に始まったが，2003年の改定で個別的リハビリ
テーションに言語聴覚療法が位置づけられた。その後，2006年には訪問
リハビリテーションの人員基準に，2009年には介護老人保健施設の人員
配置基準に職名が追記された。介護分野においても理学療法士・作業療法
士とほぼ同等の位置づけとなった。

　急性期・回復期・生活期というリハビリテーション提供の機能分化によっ
て言語聴覚療法の内容も大きく変化してきた。急性期における言語聴覚士
の役割は，効率的・効果的な言語聴覚療法の提供が求められ，発症直後か
らベッドサイドで介入を開始するようになった。そこでは情報収集とスク
リーニング検査を行い，問題点の整理と今後の対応について家族や関係ス
タッフに説明すること，意識レベルの向上や合併症・廃用予防の取り組み
が中心となっている。

　回復期においては，急性期病院から提供される情報をもとに，在宅生活
における長期目標を視野においた言語聴覚療法を提供している。回復期リ

ハビリテーション病棟での集中的言語聴覚療法の提供においても，在院日数の短縮傾向がみられる。失語症，認知症や高次脳機能障害によるコミュニケーション障害の回復は長期にわたることが明らかにされており[8]，介護サービス事業所から提供される言語聴覚療法が重要となっている。地域・在宅においても自立生活への援助と同時に機能回復のための言語聴覚療法の継続も必要である。そのためには，医療における外来・訪問リハビリテーション，介護における通所・訪問リハビリテーションの充実が必要であり，この分野における言語聴覚士の増加が望まれている。

Ⅳ．課題と展望

1．医療・介護の今後

　今後，少子高齢社会がさらに進み，医療・介護における対応も後期高齢者を中心としたものになると考えられる。言語聴覚療法の対象者は複雑な障害像を示し，回復にも時間を要する場合が多くなることが予想される。一方で，再生医療や遺伝子医療の進歩は目覚ましいものがある。iPS細胞から誘導したドパミン神経前駆細胞の脳内移植によって，パーキンソン病の症状を改善させる治療法の開発[9]や自己骨髄間葉系細胞を用いた脳梗塞[10]や脊損患者[11]に対する治療が開発されてきている。また，遺伝病，がん，生活習慣病，内耳性難聴などに対する遺伝子治療も試みられている[12]。再生医療や遺伝子治療の進展は，治療後の障害像を変化させ，リハビリテーションの内容を大きく変える可能性は高い。また，がん対策基本法や循環器病対策基本法による取り組みで予防対策や早期治療の体制づくりが進むことも，同様にリハビリテーションに大きな影響を与えることが予想される。

2．言語聴覚療法の今後

　このようななかで言語聴覚療法もさらなる発展を遂げる必要がある。急性期・回復期においては，効率的・効果的な言語聴覚療法の提供がより強く求められる。そのためには，エビデンスレベルの高い評価と訓練・指導の構築とそれに基づく言語聴覚療法ガイドラインの作成が必要となる。評価においては，一人ひとりの言語聴覚士に複雑な障害像を詳細かつ総合的

に評価し，心身機能の改善を目指すと同時に地域での自立生活を想定した目標設定が行える力が求められる。

　高齢者が退院した後，円滑に地域で生活するためには，急性期・回復期の情報が生活期を担当する言語聴覚士に伝達されなければならない。日本耳鼻咽喉科学会では，耳鼻咽喉科診療所における言語聴覚士の雇用促進の取り組みがなされている[13]。耳鼻咽喉科などの診療所に所属する言語聴覚士の増加は，小児を含めた言語聴覚療法提供施設の増加とともに，介護サービス事業所における言語聴覚士との連携や地域におけるコミュニケーション障害や摂食・嚥下障害のある人たちへの支援，特に評価と家族・介護者への助言などに大きな力を発揮すると考えられる。入院医療機関，介護保険事業所，そして診療所の言語聴覚士の連携は，地域を支える大きな力となるだろう。

　地域包括ケアシステムは，医療・介護を中心とした支援体制である。2017年度に始まった失語症者向け意思疎通支援者養成・派遣事業は，障害者総合支援法に基づく事業であり，医療・介護分野の支援と同じく失語症者の地域における自立生活支援，社会参加にとって重要な事業である。障害のある人への支援は，医療・介護・障害福祉という制度の垣根を超えた総合的な取り組みが求められている。

　地域支援事業における住民運営の集いの場への支援に関する取り組みは，生活習慣を改善して健康の増進，生活習慣病などの予防に貢献し，加齢による心身機能の低下や活動・参加制限という状態を回避するという，広く国民に寄与する活動である。言語聴覚士としては，聴覚障害や失語症をはじめとするコミュニケーション障害，摂食嚥下障害に関する啓発活動や機能維持の取り組みは，その予防に大きな貢献を果たすであろう。

　日本の人口減少は，過疎地の拡大と医療・介護・福祉サービス提供の地域間格差を増大させており，今後ますます顕著となると考えられる。過疎地や離島における言語聴覚療法提供の問題は，今も，そして今後はさらに拡大する重要な課題である。

　障害児への支援においては，児童発達支援，放課後等デイサービスの施設・事業所数と利用者数は増加し，その重要性は増しているが，勤務する言語聴覚士の数は少ない。これらの事業所において言語聴覚療法が提供されることは，地域における言語聴覚障害児へのサービス提供の向上につながると考える。教育分野では，特別支援教育への外部専門家として支援が

まだ限られた都道府県でしか実施されていないので，全国的に拡大していくことが課題である。協会は，教育分野における言語聴覚士の活動を推進するために，2018年に外部専門家としての活動をまとめた「特別支援教育を理解し対応するために」をホームページ上に公開した。この資料の活用により支援を進めること，さらには特別支援学校などでの直接的支援のために，特別支援学校自立活動教諭一種免許状（聴覚，言語，視覚，肢体不自由）の取得などをとおして特別支援教育の中で働く言語聴覚士が増えることが望まれる。

3. 言語聴覚士と日本言語聴覚士協会の今後

　言語聴覚士と協会の課題を解決することは，言語聴覚療法を必要とする人と言語聴覚士の展望を切り開くことにもなる。そこで言語聴覚士と協会の課題は，①新しい時代に応じた質の高い言語聴覚療法の提供，②言語聴覚療法提供の制度的充実，③以上の2つの課題を解決する力となる強固な協会の組織的強化に要約できる。

　質の高い言語聴覚療法の提供は，専門職として対象者の利益を最優先するという倫理的責務の実現形態である。協会の具体的な取り組みとしては，生涯学習システムの充実・発展，日本言語聴覚学会の充実・発展，学術誌「言語聴覚研究」の充実，学術・研究活動の促進，養成教育の充実がある。

　生涯学習において，基礎プログラムは新人の言語聴覚士を職場や地域の仲間が育てるという点で重要な意味をもっている。これは都道府県士会が主体となって実施するようになり，今後も充実することが期待できる。また，認定言語聴覚士制度と専門言語聴覚士制度の構築は，言語聴覚士の将来を担うリーダーの育成にもつながる。このような協会が提供する生涯学習の充実と同時に職場での人材育成が重要であり，協会が提案した人材育成ラダーの活用と言語聴覚療法ガイドラインの作成が課題である。

　一方，養成教育の充実も重要である。医療の進歩，言語聴覚領域の学問の進歩，職域の拡大に伴い学修すべき内容が増えてきており，多くの医療関連職で教育年限の延長が話題となっている。また，大学院進学者も増えており，今後の学術・研究における発展を期待している。しかし，言語聴覚士を目指す高校生が増えていない。養成校と協会・都道府県士会による認知度を高めるための広報活動を充実させる必要がある。

　言語聴覚療法の提供は，医療分野では進んできたが，依然として言語聴

163

覚士の不足が課題となっており，特に医療過疎地においては顕著であり，介護分野の従事者も少なく，言語聴覚士をさらに増やすことが重要である。また，オンラインによる訓練が制度的に認められると，過疎地や離島の対象者への恩恵は大きいものと思われる。オンラインによる言語聴覚療法の提供は，米国では多くの成果を得ており，わが国でもその経験を積み，制度下での提供となるような取り組みが必要と考える。

　最後に強固な協会を構築する課題である。言語聴覚療法の質の向上と提供体制の充実のためには，すべての言語聴覚士が協会に入会し，協会会員がすべて勤務地あるいは居住地の都道府県士会の会員となり，実行力ある組織をつくることが重要な課題である。全国レベルの取り組みと地域における取り組みを融合させて大きな力をもつという目標に向けて，会員，都道府県士会，理事会が一体となって進めていく必要がある。

Ⅴ. おわりに

　展望というより，課題をあげることが中心となった。しかし，社会の流れを理解し，現状の課題を一つひとつ解決していくことで展望は開けると考える。質の高い養成教育を修了した言語聴覚士が誕生し，生涯学習を継続することで自らの資質を高め，自らの実践を科学し広めることで効果的な言語聴覚療法を作り出すことができれば，言語聴覚障害や摂食嚥下障害をもつ人へ貢献することができるであろう。さらに，地域で住民の健康と福祉に寄与する活動を仲間とともに繰り広げることで，言語聴覚士も地域づくりに貢献することができると考える。

●文献●
　1) 厚生労働省：令和3年度介護報酬改定に向けて（地域包括ケアシステムの推進；https://www.mhlw.go.jp/content/12300000/000648176.pdf）2020年12月10日閲覧
　2) 厚生労働省：令和元年（2019）人口動態統計月報年計（概数）の概況（https://www.mhlw.go.jp/toukei/saikin/hw/jinkou/geppo/nengai19/index.html）2020年12月10日閲覧
　3) 寺本信嗣：誤嚥性肺炎－オーバービュー．日胸　68：795-808, 2009
　4) 厚生労働省：認知症施策の総合的な推進について（https://www.mhlw.go.jp/content/12300000/000519619.pdf）2020年12月10日閲覧
　5) 内田育恵，他：全国高齢難聴者数推計と10年後の年齢別難聴発症率―老化に関

する長期縦断疫学研究（NILS-LSA）より．日本老年医学会雑誌　**49**：222-227，2012

6）内田育恵，他：補聴器の進歩と聴覚医学「加齢と補聴器─社会交流における補聴器の役割」．Audiology Japan　**60**：477-483，2017

7）文部科学省：特別支援教育資料データ編（https://www.mext.go.jp/content/20200916-mxt_tokubetu02-000009987_02.pdf）2021 年 2 月 2 日閲覧

8）厚生労働省：医療計画の概要について（https://www.mhlw.go.jp/file/05-Shingikai-10801000-Iseikyoku-Soumuka/0000124780.pdf）2020 年 12 月 10 日閲覧

9）中川良尚，他：慢性期の失語症訓練，高次脳機能研究　**32**：257-268，2012

10）森実飛鳥，他：パーキンソン病に対する細胞移植治療．Pharma Medica　**37**：54-57，2019

11）本望　修：自己骨髄間葉系幹細胞を用いた脳梗塞治療．臨床リハ　**56**：685-689，2019

12）森田智慶，他：脊髄損傷患者に対する自家骨髄間葉系幹細胞移植とリハビリテーション治療．リハ医　**56**：685-689，2019

13）神谷和作：感音難聴と遺伝子治療．JOHNS　**36**：97-100，2020

14）土井勝美，他：耳鼻咽喉科診療所医師を対象とする「ST 雇用の実態調査 2019」の集計結果．日耳鼻　**123**：491-506，2000

言語障害臨床学術研究会(言臨研)と福迫陽子先生のこと

綿森淑子・鈴木勉

　福迫陽子先生は，われわれ創成期のスピーチセラピスト[1]にとって，まぶしいロールモデルだった。1963年，東京大学医学部附属病院耳鼻咽喉科に言語聴覚臨床家としてはじめて入局され，1974年に医学博士号を取得し，東京都養育院付属病院言語聴覚科に移った。1976年からは，同科科長として臨床活動をリードするとともに，当時普及し始めたCT画像による脳損傷部位と失語症の臨床症状との関連や，高齢失語症者の特徴を壮年失語症者との比較から明らかにする一連の研究，運動障害性構音障害の人の発話特徴を分析的に捉える研究など先進的な研究に取り組んだ。こうした臨床と研究活動のかたわら，言語聴覚専門職の国家資格制度の実現に向け，笹沼澄子先生，伊藤元信先生らとともに1975年，「日本聴能言語士協会」を創設し，副会長として資質の高い臨床家の養成を願い，先頭に立って活動を続けた。しかし1981年，資格制度のあり方をめぐる意見の相違が顕在化し，1985年には日本言語療法士協会が設立され，1997年の資格制度制定に至るまで長く困難な時代が続くこととなった。

　このような状況の中で，福迫先生は1988年に東京大学医学部音声言語医学研究施設助教授に就任した。東京大学の教職につく言語聴覚障害の専門家はもちろん初めてであり，音声言語病理部門の助教授となった福迫先生は言語聴覚臨床家のリーダーとしての自身の役割の重さを自覚した。この分野の学問的発展を実現し，わが国に言語病理学を根づかせるためには若手臨床家の研究支援が必要，という思いを強くした福迫先生はその具体的方法を模索していた。以前から米国のClinical Aphasiology Conference（CAC）に関心のあった綿森は，研究内容の評価により発表の可否が決まり，充実した討論の場が提供されるこの会についての情報を福迫先生に伝え，発表を提案した。1990年，福迫先生と綿森は失語症者と認知症者の

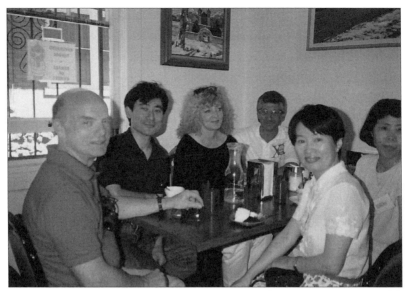

図1 20th Clinical Aphasiology Conference(Santa Fe, Az;1990 年)
前列右が福迫陽子先生，その右奥が藤田郁代先生，左から2人目が正木信夫先生

呼称成績の比較をテーマに応募，受理され，アリゾナ州 Santa Fe で開催
された第 20 回 CAC で発表した。**図1**はこの時の休憩時間の写真である。
発語失行症について発表した東京都老人総合研究所の正木信夫研究員（当
時）と海外研修中の藤田郁代先生の顔もみえる。

　この経験は福迫先生にとって大きな転機となった。帰国後，「言語障害
臨床学術研究会（以下，言臨研）」の構想を練っていた福迫先生は実行委
員を選ぶにあたり，あえて資格制度についての考え方は問わず「言語聴覚
臨床領域の発展を願う点で共鳴してくれる人たち」を候補として打診した。
その結果，「全員から賛同を得ることができた」とうれしそうに話してい
たことを鈴木は覚えている。しかし，1991 年に発足したこの研究会に福
迫先生がかかわることができたのは，その年の 12 月に開催された第 1 回
のみであった。福迫先生の急逝という悲運を乗り越えた言臨研は，思いを
引き継いだ仲間たちにより，2016 年の第 21 回まで四半世紀にわたり続け
られた。言臨研では事前に発表論文集が作成され，「論文の書ける言語聴
覚臨床家を育てる」という福迫先生の考えに沿って，テーマに詳しい実行
委員が希望者の指導に当たった。こうした画期的なアイディアも効を奏し，

167

言臨研の活動は，当時の臨床家が研究の意義を学び，臨床を活発化させるうえで大きく貢献した。第3回からは福迫先生のご遺族から寄贈された資金を基に，優秀論文に授与する「福迫賞」が設けられた（第9回からは福迫賞に準じるレベルの研究に「福迫賞奨励賞」を授与）。毎回，密度の高い討論が行われ，2016年までの間に福迫賞7名，福迫賞奨励賞6名，計13名の言語聴覚臨床家が受賞した。福迫賞（奨励賞）受賞者や論文集への投稿者の多くは現在この分野のリーダーとして臨床，研究，教育の領域で活躍している。福迫先生が目指した言語病理学の学問的発展という目標を追求する上で言臨研が果たした役割は大きい。

東京大学医学部附属病院耳鼻咽喉科で言語聴覚臨床家としての仕事を始めて3年目，福迫先生は東京大学医学部保健学科（現健康総合科学科）の同窓会誌「朱朋 第9号（1965年）」に言語聴覚専門職のパイオニアとして後輩に向けたメッセージを寄稿された。その一節を紹介してこの稿を終える。

……日常の臨床や学習の中で切実に感ずることは，科学的なものの見方（いかなる条件をコントロールすればtopicが科学の位置に引き上げられるか）と学問をやる場合の基本的な態度の必要性である。言語治療の分野を仕事としたい人にとって強力な武器は科学的な考え方であると思う。遠くない将来に我が国の言語治療も大きく変わらざるを得ないだろうが，行う人の武器の強弱が歴史を決定すると言っても過言ではあるまい。

● 文献 ●

　1）笹沼澄子：スピーチセラピスト．理学療法と作業療法　**4**：89-94，1970

言語聴覚士のアルバム〜原点と未来を見つめて

発　行　2021 年 6 月 19 日　第 1 版第 1 刷 ©

編　集　東京都言語聴覚士会

発行者　濱田亮宏

発行所　株式会社ヒューマン・プレス

　　　　〒 244-0805　横浜市戸塚区川上町 167-1

　　　　電話 045-410-8792　FAX045-410-8793

　　　　https://www.human-press.jp/

装　丁　関原直子

印刷所　モリモト印刷株式会社

ISBN　978-4-908933-32-5　C 3047

JCOPY　<出版者著作権管理機構 委託出版物>